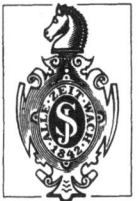

K. G. Wurster R. F. Weiske (Hrsg.)

Ermüdungsbruch durch Osteoporose

Risiken von Zyklusstörungen und Leistungssport

Mit 30 Abbildungen

Springer-Verlag
Berlin Heidelberg New York
London Paris Tokyo
Hong Kong Barcelona

Priv.-Doz. Dr. Kurt Götz Wurster
Leitender Arzt an der Frauenklinik Charlottenhaus
Gerokstraße 31, W-7000 Stuttgart 1

Dr. Roman Frank Weiske
Leitender Oberarzt am Radiologischen Institut
Katharinenhospital
Kriegsbergstraße 60, W-7000 Stuttgart 1

ISBN-13:978-3-540-51444-2   e-ISBN-13:978-3-642-74942-1
DOI: 10.1007/978-3-642-74942-1

CIP-Kurztitelaufnahme der Deutschen Bibliothek
Ermüdungsbruch durch Osteoporose: Risiken von Zyklusstörungen
und Leistungssport / K. G. Wurster; R. F. Weiske (Hrsg.). – Berlin; Heidelberg;
New York; London; Paris; Tokyo; Hong Kong; Barcelona: Springer, 1991
ISBN-13:978-3-540-51444-2 (Berlin ...) brosch.

NE: Wurster, Kurt G. [Hrsg.]

Dieses Werk ist urheberrechtlich geschützt. Die dadurch begründeten Rechte, insbesondere die der Übersetzung, des Nachdrucks, des Vortrags, der Entnahme von Abbildungen und Tabellen, der Funksendung, der Mikroverfilmung oder der Vervielfältigung auf anderen Wegen und der Speicherung in Datenverarbeitungsanlagen, bleiben, auch bei nur auszugsweiser Verwertung, vorbehalten. Eine Vervielfältigung dieses Werkes oder von Teilen dieses Werkes ist auch im Einzelfall nur in den Grenzen der gesetzlichen Bestimmungen des Urheberrechtsgesetzes der Bundesrepublik Deutschland vom 9. September 1965 in der jeweils geltenden Fassung zulässig. Sie ist grundsätzlich vergütungspflichtig. Zuwiderhandlungen unterliegen den Strafbestimmungen des Urheberrechtsgesetzes.

© Springer-Verlag Berlin Heidelberg 1991

Die Wiedergabe von Gebrauchsnamen, Handelsnamen, Warenbezeichnungen usw. in diesem Werk berechtigt auch ohne besondere Kennzeichnung nicht zu der Annahme, daß solche Namen im Sinne der Warenzeichen- und Markenschutz-Gesetzgebung als frei zu betrachten wären und daher von jedermann benutzt werden dürften.

Satz: Elsner & Behrens GmbH, Oftersheim
2119/3140-5 4 3 2 1 0 – Gedruckt auf säurefreiem Papier

Geleitwort

Noch kürzlich berichtete eine vielgelesene und ernstzunehmende deutsche Zeitung unter der Überschrift „Der Schlankheitstick kann lebensgefährlich werden", daß hierzulande jede zehnte Frau unter „wütender" Magersucht leide, daß aber dieses Phänomen paradoxerweise nur in den sog. Wohlstandsgesellschaften beobachtet werde. Im Zeitalter unseres Nahrungsüberflusses und einer bewußt natürlich orientierten und vermeintlich gesunden Ernährung häufen sich krankhafte Veränderungen eines normalen Eßverhaltens, die unter dem Begriff Eßstörungen zusammengefaßt werden (wie z. B. Anorexie, Bulimie). – Dies ist die eine Seite eines Bildes, das sich aus vielen Facetten zusammensetzt.

Schlank zu sein, mit vorteilhaft geringem Körpergewicht, sich unabhängig zu fühlen von körpereigenen Bedürfnissen, dabei jedoch überdurchschnittlich viel zu leisten, sei es nun in der Schule, im Beruf oder gerade auch im Sport: diese Selbstüberwindung des Ich mit entsprechend asketischem Lebensstil kann gewiß auch als eine Art Synonym für jene Anforderungen angesehen werden, denen sich Topathleten – und hier insbesondere Spitzensportlerinnen – im harten Trainingsalltag freiwillig und aus eigenem Antrieb immer wieder stellen. Fast möchte man meinen: einzig das Ziel sei für sie der Weg. Und diesem Ziel muß sich alles andere unterordnen. – Dies ist eine weitere Facette des nämlichen Bildes.

Wir wissen um die physiologischen Regulationen des menschlichen Organismus in Situationen äußerster körperlicher Belastung und psychischer Beanspruchung. Auch im Hochleistungssport, dessen systematische Trainingsarbeit immer früher – im Kindesalter – beginnt, kommt es bei den Athletinnen oft – wie bei der Anorexie – zum Sistieren der Ovulation. Bei manchem begabten jungen Mädchen ist nicht einmal die Menarche eingetreten. Und just hier drängt sich sozusagen ein „Nebenwirkungseffekt" ins Bild, der uns bisher fast ausschließlich beim älteren Menschen begegnete, nämlich die Osteoporose.

Zwar gibt es Befunde, die für einen positiven Effekt körperlichen Trainings auf den schwindenden Mineralgehalt des Knochens beim älteren Menschen sprechen, so daß man sagen könnte: Trainierter Knochen trotzt der altersbedingten Osteoporose. Wie aber verhält sich der jugendliche Knochenstoffwechsel unter den Bedingungen eines leistungssportlichen Trainings? Und welche vielleicht wichtige Rolle spielt dabei die im Ausdauerleistungssport häufiger anzutreffende Amenorrhö?

In der Tat gibt es das klinische Bild der juvenilen Osteoporose, und es wurde bereits von ihm gesprochen als einem neuen typischen Krankheitsbild der hochaufgeschossenen Teenager. Bedeutsam ist dabei für uns, ob die Zyklusstörungen junger, sportlich hochengagierter Frauen ein zusätzliches Risiko für ihren physiologischen Knochenstoffwechsel darstellen, und dies in zwei Richtungen: unmittelbar im Sinne der erhöhten Gefährdung für einen potentiellen Ermüdungsbruch durch die Sportausübung; mittelbar im späteren Alter als ungute Nachwirkung infolge frühzeitigerer Demineralisierung des postklimakterischen Knochenskeletts.

Die beiden übergreifenden Fragestellungen des vorliegenden Bandes lauten somit folgerichtig: Ist die bisher vorwiegend als überlastungsbedingter Sportschaden angesehene Streßfraktur eher ein Ermüdungsbruch, maßgeblich mitverursacht durch Osteoporose? Und: Muß die jugendliche Osteoporose tatsächlich eine unvermeidbare Komplikation der Zyklusstörungen durch Leistungssport sein? Kein Zweifel, der Sport wird eine der tragenden Säulen bei der Therapie der Osteoporose nicht nur im Alter bleiben. Für die juvenile Osteoporose gibt es neben dem vernünftig (d. h. mit Trainingssachverstand) betriebenen Sport die zielgerichtete, Defizite behutsam ausgleichende Hormonsubstitution – im Gegensatz zur Antikonzeption diesmal aber medizinisch indiziert. Hilfestellungen zur Vermeidung eines Ermüdungsbruches bieten außerdem die leistungsgerechte Ernährung beim Ausdauersport, eine ausgeklügelte Trainingsgestaltung und der Einsatz differenzierter Maßnahmen der Physiotherapie.

Es gibt also Antworten auf die gestellten Fragen – und ein besser gewordenes Verständnis der bisher manchmal unheimlich anmutenden Vorgänge im Zusammenhang mit den doch oft völlig unerwartet auftretenden Ermüdungsbrüchen. Neue Entwicklungen geben uns neue Hoffnung.

Köln, im Juli 1990   Professor Dr. med RICHARD FELTEN
Direktor des Bundesinstituts für Sportwissenschaft

Vorwort

Manche erfolgversprechende sportliche Karriere von Athletinnen wird durch einen plötzlichen Ermüdungsbruch unterbrochen, selten sogar beendet. Diffuse Schmerzen in einem Fuß oder Bein stellen für den Arzt bei meist fehlendem Röntgenbefund ein diagnostisches Problem dar. Eine Streßfraktur wird leider nicht selten erst nach Wochen oder Monaten und nach Konsultation mehrerer Ärzte erkannt.

Frauen mit Zyklusstörungen oder fehlender Periode scheinen dafür besonders anfällig zu sein. Spielt somit der Östrogenmangel im jugendlichen Alter bereits eine wichtige Rolle bei der Entstehung pathologischer Frakturen?

Das vorliegende Buch soll mögliche Zusammenhänge zwischen Leistungssport, dadurch bedingten Zyklusstörungen mit Suppression der Ovarialfunktion und ihren somatischen Auswirkungen auf das Skelettsystem aufzeigen. Der Ermüdungsbruch bei einer Sportlerin hat somit nicht nur radiologische und orthopädische, sondern auch gynäkologische, endokrinologische und ernährungsphysiologische Aspekte und wirft auch Fragen aus der Sicht von Trainer und Athletin auf.

Die Grundlage für dieses Buch bildete die Fortbildungsveranstaltung „Ermüdungsbruch durch Osteoporose – Eine unvermeidbare Komplikation von Zyklusstörungen durch Leistungssport?", die im September 1989 in Böblingen stattfand. Alle Referenten, Moderatoren und Diskussionsteilnehmer haben zum Gelingen dieses Buches beigetragen. Ihnen gebührt unser Dank. Ferner danken wir der Sportärzteschaft Württemberg e. V., ohne deren Unterstützung die Durchführung der Veranstaltung und die Herausgabe dieses Buches nicht möglich gewesen wäre. Weiterhin gilt unser Dank dem Springer-Verlag für die gute reibungslose Zusammenarbeit. Frau Barbara Horrer sind wir für die redaktionelle Unterstützung bei der Fertigstellung der Manuskripte zu Dank verpflichtet.

Stuttgart, im Juli 1990   KURT GÖTZ WURSTER
                                                         ROMAN WEISKE

Inhaltsverzeichnis

Osteoporose beim Teenager und beim Twen – ein neues Krankheitsbild?
R. ZIEGLER 1

Sind Zyklusstörungen ein Risiko für den Knochenstoffwechsel
junger Frauen?
K. G. WURSTER, R. WEISKE, E. KELLER 7

Radiologische Diagnostik der juvenilen Osteoporose –
Quantitative Computertomographie bei Sportlerinnen
R. WEISKE, K. G. WURSTER 27

Streßfrakturen:
Biomechanische Abhandlung und deren therapeutische Konsequenzen
P. STEHLE, E. HILLE 47

Hormonsubstitution bei juveniler Osteoporose
E. KELLER, K.-H. PFEIFFER, K. G. WURSTER 55

Leistungsgerechte Ernährung für Ausdauersportlerinnen
G. SCHLIERF 59

Trainingsgestaltung zur Vermeidung von Ermüdungsbrüchen
G. LANGE 65

Physiotherapeutische Maßnahmen
zur Prophylaxe und Rehabilitation von Ermüdungsbrüchen
L. MEISSNER 73

Podiumsgespräch: Ursachen des Ermüdungsbruchs 81

Autoren und Teilnehmer an der Podiumsdiskussion

Coqui, Eva
Haindlstraße 3, 8235 Pieding

Gerdes, Roswitha, Dr. med.
Wolbecker Straße 148, 4400 Münster

Hille, Ekkehard, Prof. Dr. med.
Chefarzt der Orthopädischen Klinik am Krankenhaus Barmbeck,
2000 Hamburg

Hudy, Bernadette
Krankengymnastin,
Imminger Straße 479, 4630 Bochum 7

Keller, Erich, Prof. Dr. med.
Städtische Frauenklinik, Klinikum Ingolstadt,
Krumenauerstraße 25, 8070 Ingolstadt

Kuhl, Ulrich, Dr. rer. nat.
Olympiastützpunkt Ruhr-West,
Wittekindstraße 62, 4300 Essen 1

Lange, Günter
Olympiastützpunkt,
Hamdulsbergbad 1, 2000 Hamburg 70

Meissner, Lutz
Krankengymnast,
Kurfürstenstraße 6, 6400 Fulda

Pfeiffer, Karl-Heinz, Dr. med.
Universitätsfrauenklinik,
Schleichstraße 4, 7400 Tübingen

SCHLIERF, Günter, Prof. Dr. med.
Klinisches Institut für Herzinfarktforschung
an der Medizinischen Universitätsklinik,
Bergheimer Straße 58, 6900 Heidelberg

STEHLE, Peter, Dr. med.
Bundesinstitut für Sportwissenschaft,
Carl-Diem-Weg 4, 5000 Köln 41

WEISKE, Roman, Dr. med.
Radiologisches Institut am Katharinenhospital,
Kriegsbergstraße 60, 7000 Stuttgart 1

WURSTER, K. GÖTZ, Priv.-Doz. Dr. med.
Frauenklinik Charlottenhaus,
Gerokstraße 31, 7000 Stuttgart 1

ZIEGLER, Reinhard, Prof. Dr. med.
Abt. für Endokrinologie und Stoffwechsel
an der Medizinischen Universitätsklinik,
Bergheimer Straße 58, 6900 Heidelberg

Osteoporose beim Teenager und beim Twen – ein neues Krankheitsbild?

R. ZIEGLER

Das Skelettsystem: Einflüsse der Sexualhormone

Das Knochengerüst des Menschen zeigt im Laufe des Lebens eine natürliche Entwicklung, die in ganz wesentlichem Umfang auch von den Sexualhormonen geprägt wird (Abb. 1). Das Skelett des Kindes wächst bis zur Pubertät ohne erkennbaren Bedarf an Sexualhormonen. Ab dem Alter, in dem die Pubertät normalerweise eintritt, wird das Knochengewebe zu einem sexualhormonabhängigen Organ. Nur mit ausreichender Hormonversorgung bei beiden Geschlechtern (Östradiol bei der Frau, Testosteron beim Mann) entwickelt sich das genetisch festgelegte Optimum an Skelettmasse, vorausgesetzt, andere Erfordernisse wie optimale Ernährung im Hinblick auf Kalzium, Eiweiß und Spurenelemente und eine zumindest mittlere körperliche Aktivität sind ebenfalls gegeben.

Auf dem Optimum („peak bone mass") hält sich das Knochengerüst dann über etwa 20 Jahren. Anschließend erfolgt ein allmählicher Abfall auch beim Gesunden, das Tempo liegt dabei im Bereich von 0,5–1 % der Knochenmasse pro Jahr.

Günstige Faktoren wie körperliches Training erhöhen die maximale Knochenmasse, vorausgesetzt, die Sexualhormonproduktion wird dabei nicht vermindert. Noxen wie Immobilität, Kortisolexzeß, Mangelernährung, wahrscheinlich auch chronische Entzündungen können den Abbau beschleunigen.

Für das weibliche Geschlecht kommt es zur Zeit der Menopause zu einem Knick in der langsam abfallenden Knochenmassenkurve: Durch Östrogenmangel entfällt ein Schutzfaktor für das Skelett, und für einige Jahre geht Knochen mit beschleunigtem Tempo verloren – die Verlustrate steigert sich auf 2 % und mehr im Jahr und kann bei den schnell verlierenden Frauen (sog. „fast loser") bis zu 10 % in einem Jahr betragen.

Nach der Phase des schnellen Verlustes, die sich über einige Jahre hinzieht, mündet dann auch der Abbauprozeß bei der Frau wieder in das langsame Verlusttempo von 0,5 %–1 % pro Jahr ein, wie es das männliche Knochengerüst, normale Hodenfunktion vorausgesetzt, aufweist.

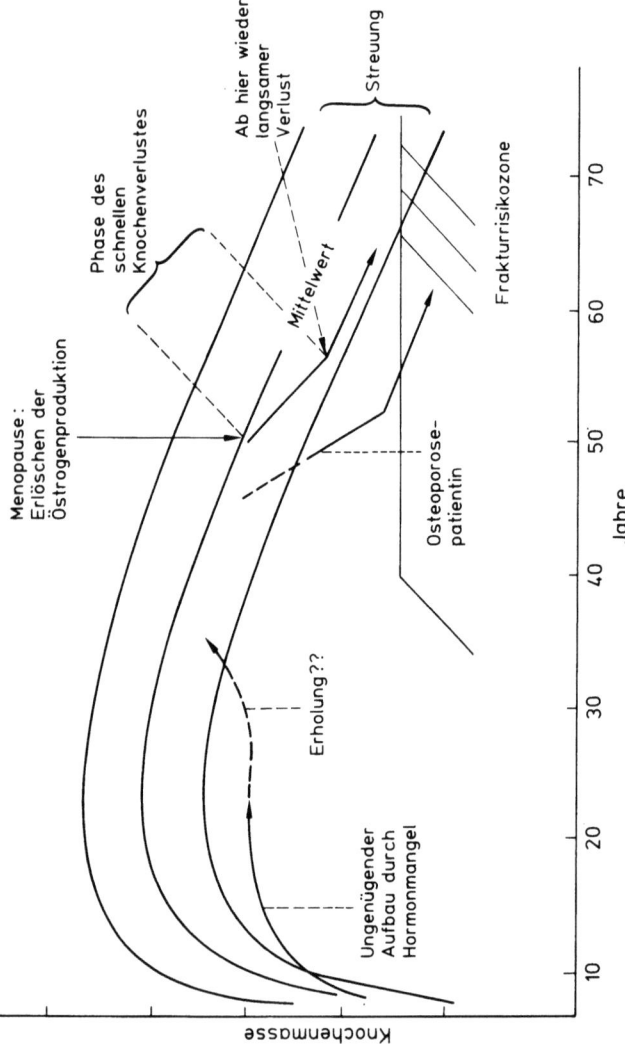

Abb. 1. Entwicklung der Knochenmasse des Menschen in Abhängigkeit vom Lebensalter und dem Status der Sexualhormone. (Nach Ziegler 1989)

Wenn während des Zeitraums der Sexualhormonberieselung (bei der Frau: Östrogenexpositionszeit) eine Phase des Östrogenmangels eintritt, kommt es sofort zum Knochenmassenverlust. Dies konnten wir bei Frauen aufzeigen, die unter einer Therapie mit GnRH-Agonisten wegen Endometriose vorübergehend an Östrogenen verarmt werden (Waibel-Treber et al. 1989). Der Verlust ist bereits nach 6 Monaten ersichtlich, kompensiert sich aber wieder spontan in den darauffolgenden Monaten, wenn die Noxe, d. h. der Hormonentzug, wieder entfällt.

Hierarchie der beeinflussenden Faktoren: Körperliches Training versus Hormonmangel

In der Vergangenheit ging man eigentlich davon aus, daß der Zeitpunkt der Pubertät für das Knochengerüst nicht besonders wesentlich sei, vorausgesetzt, daß die Pubertät überhaupt einträte – diese Meinung mußte in letzter Zeit revidiert werden.

Bei Ballettänzerinnen hat es sich gezeigt, daß eine vermutlich trainings- und lebensstilbedingte Verschiebung der Menarche in spätere Jahre ein erhöhtes Frakturrisiko für die jungen Mädchen mit sich bringt (Warren et al. 1986). Mädchen mit einer Menarche im Alter von 10–11 Jahren zeigten keine Frakturen (auch keine Streßfrakturen), während Mädchen mit einer Menarche etwa erst um das 18. Lebensjahr herum zu 80% Frakturen erlitten.

Wenn man die Streßfrakturen allein betrachtete, so war bei den Mädchen, die solche erlitten, eine sekundäre Amenorrhö doppelt so häufig wie bei Mädchen ohne Streßfrakturen.

Schließlich hatten auch 83% der Mädchen mit Menarche nach dem 14. Lebensjahr eine Skoliose, während der Zeitpunkt des 14. Jahres bei den Mädchen ohne Skoliose nur in 54% der Fälle überschritten wurde.

Über das spätere Schicksal dieser Mädchen liegen noch keine Daten vor – es fehlen also Angaben, inwieweit der Nachteil der Mädchen mit später Menarche aufzuholen ist.

Wesentliche Angaben zu dieser Frage lieferten Untersuchungen beim Mann (Cordes, persönliche Mitteilung). Hypogonade Jünglinge erreichen nicht das Optimum der Knochenmasse, das Gleichaltrige mit Beginn ihrer Pubertät aufbauen. Die Frage war, wie sich eine entsprechende Substitution mit Testosteron bei diesen Männern auswirkt. Hier zeigten die Untersuchungen von Cordes einen lebensalterabhängigen Verlauf: Nur wenn die Testosteronsubstitution *vor* dem 17. Lebensjahr einsetzte, war ein Anschluß an die Knochenmasse des gesunden Alterskollektivs möglich. Wenn dagegen die

Substitution erst später begann, erreichten die Untersuchten selbst bei mehrjähriger Testosterontherapie den Bereich der knochengesunden Altersgenossen nicht mehr.

Wie wirkt sich nun die sportliche Aktivität im Hinblick auf die zunächst normal funktionierenden Gonaden aus? Drinkwater et al. (1984) stellten fest, daß Läuferinnen, die ein so exzessives Trainingsprogramm absolvierten, daß sie amenorrhoisch wurden (wöchentliche Trainingsstrecke: im Durchschnitt 67,3 km), eine deutliche geringere Knochenmasse als weniger stark trainierende Frauen hatten, die nur 40,1 km pro Woche im Durchschnitt liefen, aber ihre Periode behielten. Dabei betrug der Östradiolspiegel lediglich 38,58 pg/ml, während die eumenorrhoischen Sportlerinnen 106,99 pg/ml aufwiesen.

Das gleiche Resultat wurde 1987 von Cook et al. gewonnen – in dieser Studie wurde auch der Parathormonspiegel gemessen, der wie bei Frauen in der Postmenopause mit Typ-I-Osteoporose niedriger lag.

Daß es sich hier nicht nur um ein Phänomen von Meßwerten der Knochendichte handelt, sondern Konsequenzen bis hin zu Frakturen die Folge sind, belegten Marcus et al. 1985: Lediglich eine von 6 Frauen mit erhaltener Periode erlitt bei einem Rennen eine Fraktur, während derartige Frakturen bei 6 von 11 amenorrhoischen Frauen auftraten (4 von ihnen hatten mehrere Frakturen der Tibia bzw. metatarsale Streßfrakturen).

Wie stellt sich die Situation beim männlichen Sportler dar? In einer Studie von Wheeler et al. (1984) hatten männliche Läufer (64 km pro Woche) im Vergleich zu Männern mit sitzender Lebensweise einen signifikant erniedrigten Testosteronspiegel; auch das Prolaktin lag bei ihnen niedriger. Die Gonadotropine waren unverändert. Daten zur Knochendichte sind in dieser Studie nicht angegeben.

Streßfrakturen sind beim männlichen Geschlecht durchaus auch belastungsabhängig, wie Untersuchungen bei Soldaten in Finnland aufzeigten (Kuusela 1984): Soldaten der leichten Infanterie mit geringerer Laufleistung zeigten nur in 15% der Fälle Streßfrakturen, während die „normale" Infanterie in 35% der Fälle betroffen war. Besonders hoch war die Streßfrakturrate während der harten Trainingszeit von Fallschirmjägern – 63% waren hier betroffen. Angaben über Testosteronspiegel oder Knochendichte fehlen leider.

Für das weibliche Geschlecht scheint ein zu starkes Training ein eindeutiges Risiko zu bergen: Selbst wenn die körperliche Belastung einen günstigen Reiz für den Aufbau der Knochenmasse aufweist, vermag ein zu starkes Training offenbar nicht den dadurch induzierten Sexualhormonmangel auszugleichen. In der Hierarchie der den Knochen begünstigenden Faktoren ist also die ausreichende „Berieselung" mit Sexualhormonen höher einzuschätzen als die körperliche Belastung, deren positiver Wert damit keinesfalls unterbewertet werden soll. Das optimale Ausmaß der Belastung ist jedoch dort anzusiedeln, wo die Funktion der Keimdrüsen noch nicht beeinträchtigt wird.

Das männliche Geschlecht hat aufgrund seiner genetisch angelegten größeren Ausgangsmasse des Skeletts günstigere Ausgangsbedingungen – dennoch zeichnet sich auch hier die Möglichkeit ab, daß bisher nicht gesehene Zusammenhänge zwischen Frakturhäufigkeit und Übertraining durch die suboptimale Versorgung des Skeletts mit Testosteron bedingt sind.

Schlußfolgerungen

Die Medizin einschließlich der Sportmedizin muß zur Kenntnis nehmen, daß der Eintritt der Pubertät durch die Lebensweise einschließlich sportlicher Betätigung nicht folgenlos manipuliert werden darf: Das Skelettsystem „wartet" ab der Zeit der normalen Pubertät auf die Sexualhormone; wenn diese verspätet auf das Skelettsystem treffen, ist wahrscheinlich eine optimale Ausbildung nicht mehr möglich. Frakturen bei den spät in die Menarche eintretenden Mädchen nehmen zu – nicht auszuschließen ist ein später erhöhtes Osteoporoserisiko.

Beim männlichen Geschlecht dürften die Verhältnisse ähnlich liegen, allerdings ist hier durch die größere Knochenmasse ein breiterer Spielraum gegeben. Dennoch bedarf auch die männliche sportliche Jugend einer sorgfältigen Beachtung im Hinblick auf Frakturereignisse und ihre mögliche Auslösung.

Praktische Konsequenz sollte sein, bei Mädchen, die so hart trainieren, daß die Menarche hinausgeschoben wird, an eine Pubertätsinduktion durch Östrogen/Gestagen-Substitution zu denken. Ähnliche Überlegungen sind für die Sportlerinnen anzustellen, die so hart trainieren, daß es zur sekundären Amenorrhö kommt. Die physiologischere Empfehlung wäre natürlich in jedem Fall, junge Mädchen nicht so streng trainieren zu lassen, daß es zur verspäteten Menarche kommt, und bei den erwachsenen Sportlerinnen das Trainingsprogramm zurückzuschrauben, um die Periode wieder eintreten zu lassen. Zweifel an dieser optimalen Lösung dürften der Realität entsprechen – die Substitution bietet sich aber immerhin als „Krückentherapie" an, um Schlimmeres zu verhindern. Anders ausgedrückt, es wäre nicht zu rechtfertigen, amenorrhoischen Frauen, die ihr Trainingsprogramm nicht vermindern wollen, die Sexualhormonsubstitution vorzuenthalten.

Ob dieses Konzept der Östrogenoptimierung bei jungen und älteren Sportlerinnen diesem Kollektiv ein theoretisch denkbares, aber noch nicht bewiesenes späteres Osteoporoserisiko vermindern hilft, bleibt abzuwarten (Goulding 1986). Immerhin hat aber eine Analyse unserer eigenen Osteoporosepatientinnen folgendes aufgezeigt (Leidig 1989): Wir fanden eine eindeutig positive Korrelation zwischen der Östrogenexpositionszeit einer Frau (Zeitraum zwischen Menarche und Menopause, Zeiten einer Amenorrhö abgezogen, Zeiten einer Östrogensubstitution in den Wechseljahren hinzugezählt) und dem Lebensalter, in dem sich die jeweilige Osteoporose manifestierte. Das Fehlen von Jahren mit ausreichender Östrogenversorgung dürfte sich also auch bei der Sportlerin evtl. später ungünstig auswirken.

Literatur

Cook SD, Harding AF, Thomas KA, Morgan EL, Schnurpfeil KM, Haddad RJ jr (1987) Trabecular bone density and menstrual function in women runners. Am J Sports Med 15:503–507

Drinkwater L, Nilson K, Chesnut CH III, Bremner WJ, Shainholtz S, Southworth B (1984) Bone mineral content of amenorrheic and eumenorrheic athletes. N Engl J Med 311:277–281

Goulding A (1986) Athletic amenorrhoea: a risk factor for osteoporosis in later life? N Z Med J 99:765–767

Kuusela TV (1984) Incidence of bone lesions in the lower extremities during endurance training. Ann Clin Res [Suppl] 40:17–19

Leidig G (1989) Neue Verfahren zur Bewertung klinischer und radiologischer Befunde bei Patienten mit Wirbelsäulenosteoporose. Promotionsschrift, Universität Heidelberg

Marcus R, Cann C, Madvig P, Minkoff J, Goodard M, Bayer M, Martin M, Gaudiani L, Haskell W, Genant H (1985) Menstrual function and bone mass in elite women distance runners. Ann Intern Med 102:158–163

Waibel-Treber S, Minne HW, Scharla SH, Bremen T, Ziegler R, Leyendecker G (1989) Reversible bone loss in women treated with GnRH-agonists for endometriosis and uterine leiomyoma. Hum Reprod 4:384–388

Warren MP, Brooks-Gunn J, Hamilton LH, Warren LF, Hamilton WG (1986) Scoliosis and fractures in young ballet dancers. Relation to delayed menarche and secondary amenorrhea. N Engl J Med 314:1348–1353

Wheeler GD, Wall SR, Belcastro AN, Cumming D (1984) Reduced serum testosterone and prolactin levels in male distance runners. J Am Med Assoc 252:514–516

Ziegler R (1989) Östrogene und Osteoporose. Geburtsh Frauenheilk 49:82–84

Sind Zyklusstörungen ein Risiko für den Knochenstoffwechsel junger Frauen?

K. G. WURSTER, R. WEISKE, E. KELLER

Einleitung

Die Frage, ob Zyklusstörungen ein Risiko für den Knochenstoffwechsel junger Frauen sind, wurde und wird sicher von den meisten Gynäkologen, Orthopäden und Internisten bis vor kurzem noch oder auch heute eindeutig mit dem Wort nein beantwortet, es sei denn, man überlegt sich die Zusammenhänge dabei etwas näher. Zumindest wurden die meisten jungen Frauen, die für längere Zeit Zyklusstörungen haben, unbehandelt gelassen und keiner weiteren Diagnostik oder gar Therapie zugeführt.

Wegen der speziellen Probleme, die diese Thematik für den Leistungssport hat, aber auch wegen des allgemeinmedizinischen Interesses, ist heute das Augenmerk auch auf scheinbar harmlose Zyklusstörungen zu richten, damit nicht langfristig durch unterlassene Behandlung den Frauen im Alter von 40, 50 oder 60 Jahren ein dann nicht mehr behebbarer Schaden am Knochen entsteht.

Die Zahl der Frauen, die heute nicht nur im Bereich des Leistungs-, sondern auch des Breitensports ganz erhebliche Ausdauerleistungen erbringen, vorwiegend in Laufdisziplinen, ist mittlerweile enorm. Frauen, die an Halbmarathon- oder Marathonläufen oder an Triathlonveranstaltungen teilnehmen, sind keine Seltenheit mehr.

Sport und Zyklusstörungen

Solche enormen Ausdauerbelastungen gehen aus klinischer Sicht häufig mit Zyklusstörungen einher. Die Literatur gibt eine Oligoamenorrhörate bei Sportlerinnen von 20 (Wurster u. Koros 1984) bis 50% (Feicht et al. 1978) an. Dale et al. (1979) konnten zeigen, daß Frauen mit mehr als 30 Meilen pro Woche Lauftraining eine Amenorrhörate von 58%, Frauen mit 5–30 Meilen pro Woche von 33% und Frauen ohne systematisches Training von 6% aufwiesen, sofern sie bisher nicht schwanger gewesen waren. Eine systematische Untersuchung in der Leichtathletik zeigte, daß Frauen in den längeren

Tabelle 1. Ursachen von Zyklusveränderungen bei 179 Leichtathletinnen des A- bis D-Kaders (Mehrfachnennungen möglich). (Aus Wurster u. Thiemer 1989)

Disziplin	n	Trainingsstreß [%]	Wettkampfstreß [%]	Privater und beruflicher Streß [%]	Klimaveränderung [%]
100/200 m	44	16	5	16	16
400/800 m	53	19	11	8	8
⩾1500 m	24	33	8	13	13
Sprung	18	22	22	11	6
Wurf	22	23	32	18	23
Siebenkampf	18	11	6	6	6

Laufdisziplinen häufiger eine primäre oder sekundäre Amenorrhö aufwiesen (Wurster 1988a). So betrug die primäre oder sekundäre Amenorrhörate bei Sprinterinnen 10%, bei 400- bis 800-m-Läuferinnen 15% und bei 1500-m-Läuferinnen oder längeren Distanzen 31%.

Als Ursachen dafür lassen sich bei der Anamnese der einzelnen Athletinnen Trainingsstreß, Wettkampfbelastung, berufliche wie private Anspannungen sowie Klimaveränderungen eruieren. Eine Aufschlüsselung nach Disziplinen für die einzelnen Faktoren, die zu Zyklusstörungen beitragen, zeigt keine Einheitlichkeit (Tabelle 1). Je nach Persönlichkeit der Athletin führt der hohe Trainingsumfang der Leichtathletik in den Wintermonaten zu Zyklusstörungen oder aber die seelische Anspannung in der Wettkampfsaison zu einer zunehmenden Suppression der Sexualsteroide. Doch es gibt auch eine Reihe von Athletinnen, die trotz hoher Belastung im Sport nur die berufliche wie private Streß- oder Krisensituation mit verlängerten oder verkürzten Zyklusintervallen beantworten.

Sport und Hormonveränderungen

Die klinische Auswirkung einer Zyklusstörung besteht in der Regel in einer mehr oder minder ausgeprägten Suppression der Sexualsteroidproduktion im Ovar. Hormonanalysen über den Gesamtzyklus von jungen Schwimmerinnen mit Zyklusstörungen zeigten, daß der präovulatorische FSH-Anstieg und der daran gekoppelte LH-Peak deutlich geringer ausfielen (Bonen et al. 1981). Die Serumkonzentration von Östradiol war deutlich erniedrigt, es

Sind Zyklusstörungen ein Risiko für den Knochenstoffwechsel?

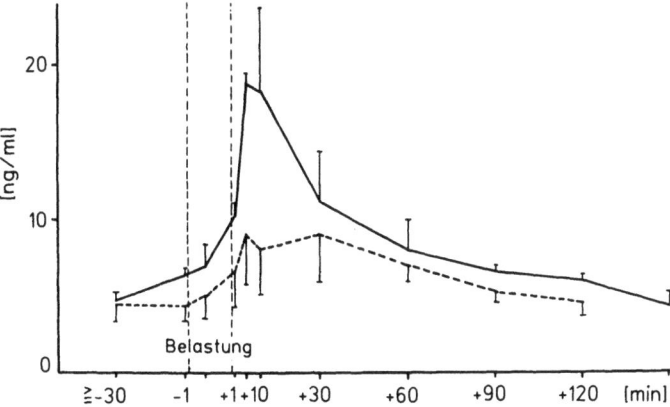

Abb. 1. Prolaktin [ng/ml, x̃ (Quartilsabweichung = $^1/_2$ Quartilsabstand)] unter standardisierter Belastung (Laufbanduntersuchung) bis hin zur körperlichen Erschöpfung bei 15 Mittelstreckenläuferinnen ohne (– – –, n = 9) und mit (———, n = 6) hormonaler Kontrazeption

fehlte ein ausreichend hoher ovulatorischer Östradiolpeak. Progesteron stieg als Zeichen fehlender Ovulation in der 2. Zyklushälfte nicht an. So konnten Bonen et al. (1981) nachweisen, daß die bei Schwimmerinnen von 15–19 Jahren beobachteten verkürzten Zyklen meist auch anovulatorisch verliefen.

Die klinische Angabe eines regelmäßigen Menstruationszyklus bedeutet nicht gleichzeitig eine ausreichend hohe Östradiolproduktion. So haben Boyden et al. (1983) bei Frauen mit anfänglich 30, später 50 Meilen pro Woche Training nachgewiesen, daß es trotz regelmäßigem Zyklus nach 13$^1/_2$ Monaten zu einem signifikanten Östradiolabfall von 70,6 auf 33,6 pg/ml kam. Erste Östradiolausfallerscheinungen an peripheren Zielorganen wie Vagina, Haut, Brust oder Knochen können bereits ab 30 pg/ml entstehen. Insoweit zeigt die Untersuchung auf, daß allein die klinische Angabe eines regelmäßigen Zyklus eine Hormonmangelsituation nicht ausschließt.

Durch die körperliche Belastung kommt es zu akuten hormonellen Veränderungen bei den verschiedensten Hormonen von Hypophyse, Ovar und Nebenniere (Wurster 1986). So steigt das Streßhormon Prolaktin, ein Hormon des Hypophysenvorderlappens, unter einer erschöpfenden standardisierten körperlichen Belastung an, erreicht sein Maximum ca. 5 min nach Belastungsende und fällt dann im Laufe der nächsten 150 min wieder auf sein Ausgangsniveau ab (Abb. 1). Bei der hier dargestellten Untersuchung wurden Mittelstreckenläuferinnen auf dem Laufband mit stufenweise steigender

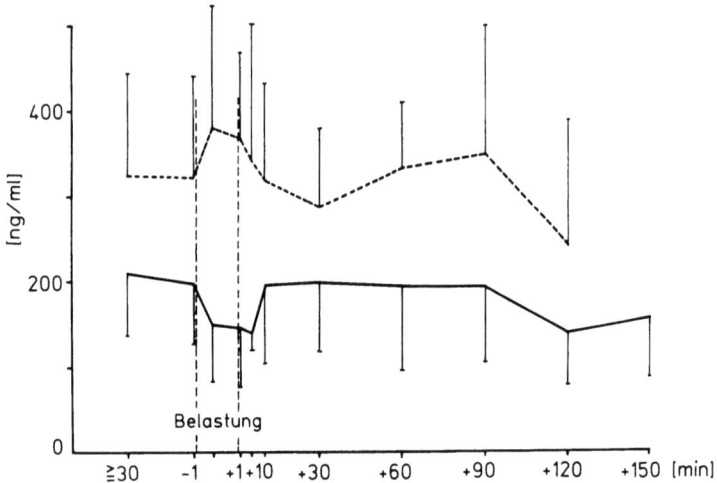

Abb. 2. FSH [ng/ml, x̃ (Quartilsabweichung = ¹/₂ Quartilsabstand)] unter standardisierter Belastung (Laufbanduntersuchung) bis hin zur körperlichen Erschöpfung bei 15 Mittelstreckenläuferinnen ohne (– – –, n = 9) und mit (———, n = 6) hormonaler Kontrazeption

Bandgeschwindigkeit bis zur körperlichen Erschöpfung belastet. Die Veränderung von Prolaktin bei einer kurzzeitigen, aber körperlich erschöpfenden Belastung zeigt, daß bis 2¹/₂ Stunden nach der Belastung das Hormon erhöht ist. Da Prolaktin die pulsatile Freisetzung von FSH hemmt, lassen sich leicht die Folgewirkungen der Prolaktinantwort auf körperliche Belastungen fortschreiben.

Darüber hinaus wird FSH durch die körperliche Belastung selbst beeinflußt. Bei FSH als einzigem Hormon führt die körperlich erschöpfende Belastung beim selben Untersuchungsgang zu einem signifikanten Abfall während der Belastung (Abb. 2). FSH bleibt dann bis 90 min nach Belastungsende konstant, um nochmals gering abzufallen. Während die akute FSH-Verminderung bei der körperlichen Belastung auf Grund der zeitlichen Zusammenhänge noch keine Wirkung der Prolaktinveränderung sein kann, ist dagegen die Verminderung der FSH-Konzentration zwischen der 90. und 120. Minute nach Belastungsende wohl Auswirkung der passageren Hyperprolaktinämie.

Die Verminderung des ovariellen Steroids Östradiol unter körperlicher Belastung (Abb. 3) führt bei den selben Testbedingungen zum akuten Anstieg bei der Belastung. Keizer (1983) konnte zeigen, daß mit zunehmender Belastungsintensität die Östradiolclearance von 100 auf bis zu 70% abnimmt.

Sind Zyklusstörungen ein Risiko für den Knochenstoffwechsel?

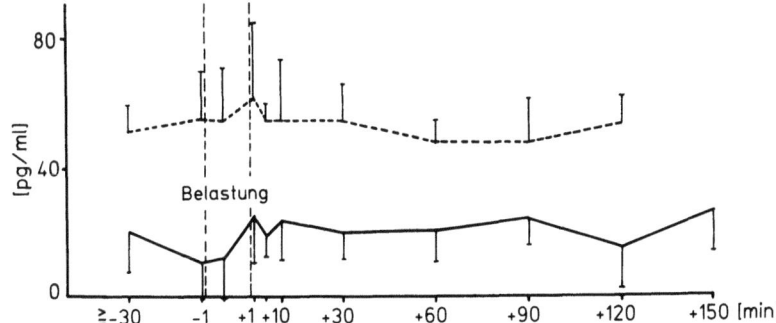

Abb. 3. E_2 [pg/ml, x̄ (Quartilsabweichung = $^1/_2$ Quartilsabstand)] unter standardisierter Belastung (Laufbanduntersuchung) bis hin zur körperlichen Erschöpfung bei 15 Mittelstreckenläuferinnen ohne (– – –, n = 9) und mit (———, n = 6) hormonaler Kontrazeption

Die Einschränkung der renalen Ausscheidung von Östradiol, Hormonkonzentrationsänderungen durch erhöhten Hämatokrit im Zusammenhang mit körperlichen Belastungen und die verminderte hypophysäre Stimulation der Östradiolproduktion im Ovar sind als Ursachen der Veränderung von Östradiol zu nennen.

Von den momentanen Hormonveränderungen unter körperlicher Belastung sind Langzeitauswirkungen von intensivem Leistungssport auf die Achse Hypothalamus-Hypophyse-Ovar zu trennen. Klinische Folge einer langsam supprimierten Sexualsteroidproduktion ist die abnehmende Zyklusstabilität. Zur Quantifizierung der hormonellen Veränderung in bezug auf die Zyklusstabilität wurde die Fläche unter den Hormonkurven während und nach der körperlichen Belastung ermittelt. Dabei zeigt sich, daß die Anstiege bei den Hormonen Prolaktin, DHEA, Progesteron und Kortisol um so größer sind, je geringer die Stabilität des Menstruationszyklus bei der betreffenden Sportlerin ist (Wurster 1988 b):

Prolaktin ($p < 0{,}01$),
DHEA ($p < 0{,}01$),
Progesteron ($p < 0{,}05$),
Kortisol ($p < 0{,}05$).

Bei Unterteilung der Zyklusstabilität in regelmäßigen, unregelmäßigen Zyklus und Amenorrhö ist festzustellen, daß die Prolaktinantwort unter körperlicher Belastung bei amenorrhoischen Sportlerinnen signifikant größer ist als bei Frauen mit unregelmäßigem oder gar regelmäßigem Zyklus (Tabelle 2; Wurster 1988 a). Als Maß für die hormonellen Veränderungen

Tabelle 2. Flächen unter den Prolaktin- und FSH-Kurven bei Laborbelastung und unterschiedlicher Zyklusstabilität (n = 66). (Nach Wurster 1988a)

	Prolaktin	FSH
Regelmäßiger Zyklus	144	− 491
Unregelmäßiger Zyklus	214	−2854
Amenorrhö	313	−1876

wurde hier ebenfalls die Fläche unter den Hormonkurven ermittelt. Umgekehrt ist der FSH-Abfall bei Frauen mit regelmäßigem Zyklus relativ gering und steigt bei Athletinnen mit unregelmäßigem Zyklus signifikant an. Daß Frauen mit länger bestehender Amenorrhö einen geringeren FSH-Abfall aufwiesen als die mit unregelmäßigem Menstruationszyklus, erklärt sich aus der Tatsache, daß amenorrhoische Frauen ohnehin sehr niedrige FSH-Konzentrationen haben. Insoweit ist die dann mögliche hormonelle Veränderung durch körperliche Belastung in den Absolutzahlen geringer, prozentual jedoch größer.

Die nur auszugsweise hier dargestellten Untersuchungen (Übersicht s. Wurster 1986) zeigen auf, daß die momentanen hormonellen Veränderungen einer körperlichen Belastung die langfristigen Veränderungen mit zunehmend supprimierten Sexualsteroidkonzentrationen gut erklären. Sich bei jeder sportlichen Belastung wiederholende erhöhte Prolaktin- und Östradiolspiegel sowie FSH-Abfälle führen im Regelkreis Hypothalamus-Hypophyse-Ovar zu einer Verminderung der Sexualhormonproduktion. Verminderte Östradiol- und Progesteronkonzentrationen bringen dann, je nach Ausmaß der hormonellen Suppression, unterschiedlich schwere Zyklusstörungen mit sich.

Aus den genannten Daten lassen sich jene Stellgrößen ermitteln, die das Ausmaß der hormonellen Veränderungen bei körperlicher Belastung beeinflussen (Wurster u. Keller 1988):

- Trainingszustand,
- Trainingsumfang,
- Belastungsdauer,
- Belastungsform,
- Ernährung/metabolische Faktoren,
- Körpertemperatur,
- Zeitpunkt der Belastung im Menstruationszyklus,
- Psyche.

Sind Zyklusstörungen ein Risiko für den Knochenstoffwechsel? 13

Trainingszustand

Untrainierte Frauen weisen in der Regel wesentlich geringere hormonelle Veränderungen bei ebenfalls erschöpfender körperlicher Belastung auf als sehr gut trainierte, vorwiegend ausdauertrainierte Athletinnen.

Trainingsumfang

Das einem Intervalltraining ähnliche Training einer Sprinterin führt zu geringeren hormonellen Veränderungen als das Dauerlauftraining einer Langstreckenläuferin.

Belastungsdauer

Je länger die sportliche Belastung ohne Unterbrechung anhält, desto größer ist die hormonelle Veränderung.

Belastungsform

Intervallartige Belastungen führen zu geringeren Veränderungen im Hormonsystem als Belastungen ohne Unterbrechungen.

Ernährung/Metabolische Faktoren

Zur Frage der Ernährung und der momentanen Stoffwechselsituation während der Sportausübung gibt es eine Reihe von Untersuchungen (Bonen et al. 1983). So beeinflußt die Höhe des Blutzuckerspiegels die Veränderung von Progesteron in der Lutealphase auf körperliche Belastung. Frauen, die 3 Tage gefastet hatten, wiesen keinen Progesteronanstieg auf, während Frauen mit normaler Ernährung oder mit Glukoseüberangebot deutliche Progesteronanstiege auf sportliche Belastung zeigten. Gerade bei Ausdauersportlerinnen der Leichtathletik findet man immer wieder das Problem, daß Ausdauerläuferinnen zum Zwecke eines besonders niedrigen Gewichts sich sowohl qualitativ wie quantitativ so ungenügend ernähren, daß auch über längere Zeit katabole Zustände bestehen und auch in solch katabolen Phasen trainiert wird. Dies zieht ebenfalls verändert Antwortmuster bei den Sexualsteroiden auf körperliche Belastung nach sich. Pirke et al. (1986) konnten nachweisen, daß eine mehr vegetarisch zusammengefaßte Ernährung mit höherem Kohlenhydratanteil bei gleicher Kalorienzahl eher zu einer Suppression der Hypophysen-Ovar-Achse führt als eine mehr protein- und fettangereicherte Nahrung (Schweiger et al. 1987).

Körpertemperatur

Je nach Sportdisziplin sind die bei der sportlichen Ausübung erreichten Körperkerntemperaturen sehr unterschiedlich. Während eine Schwimmerin auch bei längeren Distanzen durch die permanente Kühlung des umgebenden Wassers keinen wesentlichen Temperaturanstieg erreicht, kommt es bei Läufen von mehr als 30–60 min und Außentemperaturen von mehr als 10–15°C zu deutlichen Anstiegen der Körperkerntemperatur. Die dabei erreichten Temperaturen von 40 oder 41°C beeinflussen den Hormonstoffwechsel erheblich.

Zeitpunkt der Belastung im Menstruationszyklus

Shangold et al. (1979) konnten zeigen, daß der Zeitpunkt einer hohen Belastung im Menstruationszyklus unterschiedliche Hormonantworten auf die körperliche Belastung nach sich zieht.

Psyche

Die psychische Verarbeitung der körperlichen Anstrengung bis hin zur völligen Erschöpfung und des damit verbundenen Gefühls von Erfolg oder Mißerfolg ist bei den einzelnen Sportlerinnen sehr unterschiedlich. So haben Athletinnen, die das tägliche Training als besonders stressig empfinden, bei identischen Trainingsinhalten wesentlich häufiger Zyklusstörungen als Athletinnen, die sich dadurch nur unwesentlich beeinträchtigt fühlen. Wenn die Athletin darüber hinaus im Spannungsfeld zwischen der Erwartungshaltung von Trainer, Verband, Eltern und eigener Leistungsperspektive steht, können daraus sehr wohl erhebliche Belastungen resultieren, die sich auch auf das normale Menstruationsgeschehen störend auswirken.

Aus Literaturangaben wie eigenen Erfahrungen lassen sich folgende prädisponierende Faktoren für sportbedingte Zyklusstörungen zusammenfassen:

Sind Zyklusstörungen ein Risiko für den Knochenstoffwechsel? 15

- Beginn des Leistungstrainings vor der Pubertät,
- verspätete Menarche,
- unregelmäßiger Zyklus bereits vor Sportbeginn,
- junges Alter, keine Schwangerschaften,
- objektiv/subjektiv hohe Streßbelastung,
- langdauernde Belastung (hohe km-Leistung/Woche),
- verminderte Kalorienzufuhr mit Mangel an essentiellen Nahrungsbestandteilen → mögliche katabole Zustände,
- Eigenselektion Sportart ↔ schlanker Körperbau → Zyklusinstabilität,
- psychische Belastung durch unerfüllte Leistungserwartungen.

Ein früher Beginn des Leistungsstrainings vor der Pubertät (wie z. B. beim Kunstturnen, Eiskunstlauf), ein verspäteter Beginn der Menarche, ein unregelmäßiges Zyklusgeschehen bereits vor Sportbeginn, das bei vielen Sportarten junge Alter und noch nicht durchgemachte Schwangerschaften sind Faktoren, die die Entstehung von sportassoziierten Zyklusstörungen begünstigen. Weiter ist bekannt, daß die objektiv wie subjektiv hohe Streßbelastung der verschiedenen Sportarten, besonders langandauernde Belastungen mit hohen Trainingsumfängen und hohen Dauerbelastungen Zyklusstörungen begünstigen. Viele Sportlerinnen der Laufdisziplinen meinen, daß ein deutlich verringertes Gewicht weniger Kraft und Anstrengung und damit ein besseres sportliche Leistungsvermögen bedeutet. Diese Denkweise veranlaßt eine Reihe von Sportlerinnen zu so starkem Abmagern, daß daraus katabole Zustände resultieren können. Eine optimale Leistungsfähigkeit ist dann nicht mehr gegeben. Da in der Anfangsphase der Gewichtsreduktion durchaus bessere Leistungen resultieren können, realisieren die Athletinnen die Grenze nicht, unter der die Erfolgskurve ebenfalls steil bergab geht. Ab einem gewissen Punkt kann sich die Gewichtsreduktion verselbständigen, die Sportlerinnen geraten in das Vollbild einer Anorexia nervosa. Zwei Broschüren, die betroffenen Athletinnen Hinweise und Hilfestellungen geben [*Too thin to win* (International Athletic Foundation (1988)) und *Zu schlank für schnelle Läufe?* (Wurster 1990)], sind ein erster Beitrag zur Bewältigung dieser Probleme.

Sportarten mit grazilem Bewegungsmuster wie Rhythmische Sportgymnastik und Kunstturnen einerseits und kraftbetonte Sportarten wie Diskuswerfen, Kugelstoßen oder Rudern andererseits führen durch die Disziplin zu einer Selektion jener Mädchen und Frauen, die von ihren Anlagen entweder besonders dünn oder besonders athletisch sind und damit in „ihrem" Sport erhebliche Vorteile haben. Davon unabhängig ist bekannt, daß besonders schlanke, dünne Frauen die Menarche und einen stabilen Zyklus später bekommen als die eher athletische oder pyknische Frau. Somit sind als Ursachen für das Ausbleiben der Menarche oder für Zyklusstörungen bei Sportlerinnen verschiedene Faktoren zu diskutieren, die in ihrer Wertigkeit bei der einzelnen Athletin schwer abschätzbar sind.

Als letzte Ursache sportbedingter Zyklusstörungen ist das weite Feld psychischer Probleme zu nennen. Wenn sich die Leistungserwartungen der Athletin selbst, aber auch des Trainers, der Familie oder des weiteren Umfeldes nicht erfüllen, kann daraus ein hoher psychischer Druck resultieren, der nicht nur die Leistungsentwicklung hemmen, sondern auch Zyklusstörungen bedingen kann.

Klinische Auswirkungen supprimierter Sexualsteroide

Die Sexualsteroide haben zum einen eine somatische, zum anderen eine sexualphysiologische Funktion. Aus der Sicht der Leistungsbereitschaft und der Leistungserhaltung sind folgende Funktionen der Sexualsteroide von Bedeutung (nach Wurster u. Thiemer 1989):

Östrogene   anabole Wirkung
              Vermeidung einer Osteoporose
              mögliche Wasserretension

Gestagene   Temperaturanstieg
              partiell katabole Wirkung

Androgene   anabole Wirkung
              Vermeidung einer Osteoporose
              positiv auf Erythropoese
              renotrope Wirkung

Die *Östrogene* haben auf den Stoffwechsel der Frau im wesentlichen eine anabole Wirkung, die auf Grund der hohen Östrogenkonzentration im Vergleich zu Testosteron größer ist als die bei der Frau nur gering vorhandenen Androgene. Der weibliche Knochen benötigt ab der Pubertät den Einfluß der Östrogene zum Aufbau und später zum ausreichenden Erhalt seiner Stabilität. Bestehen längere Zeit erniedrigte Östrogenkonzentrationen, so führt dies zu einem Knochenabbau bis hin zur Osteopenie bzw. Osteoporose.

Die *Gestagene* steigen ab dem Eisprung stark an und führen auf Grund ihres thermogenetischen Effekts zum Anstieg der Körperkerntemperatur um

Sind Zyklusstörungen ein Risiko für den Knochenstoffwechsel?

0,5–0,8 °C. In ihrer Stoffwechselwirkung sind die Gestagene eher als partiell katabol einzustufen.

Die *Androgene* haben eine wesentlich potentere anabole Wirkung als die Östrogene, sie wirken jedoch zusätzlich vermännlichend (virilisierend). Sie verhindern ebenfalls wie die Östrogene die Entstehung einer Osteoporose.

Kommt es unabhängig von der Ursache zu einer Verminderung der zirkulierenden Östrogene, Gestagene oder Androgene bei der Frau, so hat dies eine Reihe von negativen Auswirkungen. Bei ungenügender Gestagenkonzentration kommt es häufiger zu Dysmenorrhöen, die Fertilität ist vermindert. Sinkt auch die Östrogenkonzentration auf möglicherweise postmenopausale Werte, so führt dies zur Atrophie der Vaginal- und Blasenschleimhaut mit nachfolgender Kolpitis, Zystitis oder ggf. auch zur beginnenden Harninkontinenz. Die trockene Scheide bedeutet, daß beim Verkehr eine ungenügende Lubrifikation und damit eine Dyspareunie beklagt wird. Die Hormonspiegel selbst wie die sekundären Veränderungen können das sexuelle Verlangen entscheidend vermindern. Da für die gesamte Stimmung und das weibliche Befinden ausreichende Sexualsteroidspiegel vorhanden sein müssen, wird auch das psychische Empfinden der Frau durch hypöstrogene Phasen ähnlich dem klimakterischen Beschwerdebild erheblich beeinträchtigt.

Wenn der Knochen in seiner Ausreifung nach der Pubertät bis zum 20.–25. Lebensjahr, aber auch in späteren Lebensabschnitten nicht ausreichend Östrogenen ausgesetzt ist, kann es dadurch zum frühzeitigen Knochenabbau und damit zu einer Osteopenie bis hin zur Osteoporose kommen. Dieser Umstand wurde erst in den letzten Jahren gerade bei Leistungssportlerinnen zunehmend mehr zum Problem, da man sich über die Folgewirkungen einer langdauernden Amenorrhö auf den Knochen erst jetzt Gedanken macht. In diesem Zusammenhang erscheint die zunehmende Zahl an Ermüdungsbrüchen bei Langstreckenläuferinnen und -läufern in einem besonderen Licht.

Ermüdungsbrüche und Zyklusstörungen

In einer retrospektiven Analyse haben wir die Häufigkeit von Ermüdungsbrüchen in den einzelnen Sportdisziplinen analysiert. Dabei fanden sich nur in den Laufdisziplinen Ermüdungsbrüche der unteren Extremität, während in den Disziplinen Sprung, Wurf und Mehrkampf bei 187 Leichtathletinnen des A- bis D-Kaders keine Ermüdungsbrüche berichtet worden sind. Bei einer Aufschlüsselung nach Disziplinen sowie nach der Einnahme oraler Antikonzeptiva fiel auf, daß die Häufigkeit von Ermüdungsbrüchen bei Frauen ohne

Tabelle 3. Häufigkeit von Streßfrakturen bei 187 Leichtathletinnen mit und ohne hormonale Kontrazeption

	n	Frakturen	
		mit Pille [%]	ohne Pille [%]
100–200 m	45	2,2	6,7
400–800 m	53	–	18,9
⩾ 1500 m	34	–	17,6
Sprung	18	–	–
Wurf	22	–	–
Mehrkampf	15	–	–
	187	0,5	10,2

orale Antikonzeptiva rund 20mal höher lag als bei Frauen, die regelmäßig länger als ein halbes Jahr hormonelle Antikonzeptiva eingenommen haben (Tabelle 3).

Die Streßfrakturen bei 20 der 187 Leichtathletinnen waren im wesentlichen im Bereich des Mittelfußes, des Sprunggelenks und des Schienbeins lokalisiert. Eine Athletin mit angeborener Hüftdysplasie hatte eine Oberschenkelfraktur. Im einzelnen ergab sich nach Befragung der Athletinnen folgende Verteilung (Mehrfachangaben möglich):

Os metatarsale	4
Os naviculare	6
Os cuboideum	1
Mittelfuß	5
Außenknöchel	4
Sprunggelenk	1
Schienbein	2
Oberschenkelhals	1
	24

Orale Antikonzeptiva sind in den einzelnen Disziplinen der Leichtathletik sehr unterschiedlich häufig vertreten. So nimmt in den Laufdisziplinen die Häufigkeit von 49% bei der Kurz- auf 9% bei der Langstrecke ab. Dagegen nehmen Athletinnen bei mehr technischen Disziplinen zu 53–56% hormonale Kontrazeptiva.

Sind Zyklusstörungen ein Risiko für den Knochenstoffwechsel?

Tabelle 4. Östradiol [pg/ml] bei 81 Leichtathletinnen mit unterschiedlicher Zyklusstabilität ohne hormonale Kontrazeptiva

Zyklus \ E_2	$\leqslant 30$	31–70	$\geqslant 71$	n
Regelmäßige Periode	9	14	14	37
Unregelmäßige Periode und Amenorrhö	23	18	3	44
Gesamt	32	32	17	

Die in Tabelle 3 dargestellte Häufigkeit von Ermüdungsbrüchen bei Frauen ohne Einnahme von oralen Kontrazeptiva legt den Schluß nahe, daß bei einer ganzen Reihe von Athletinnen keine ausreichende Östrogenproduktion besteht, um den Knochen vor beginnendem Abbau zu schützen. Die mit 0,03–0,05 mg Ethinylestradiol ausreichend hohe Substitution in Kombination mit einem Gestagen bei Frauen unter oralen Antikonzeptiva vermeidet auch bei jenen Frauen ein Östrogendefizit, bei denen dies durch Zyklusstörungen möglich wäre. So therapiert ein orales Antikonzeptivum bei Frauen mit Zyklusstörungen auch die somatischen Folgen einer hypöstrogenen Situation und vermeidet damit auch eine juvenile Osteoporose.

Um die klinische Angabe eines regelmäßigen Zyklus mit dem tatsächlichen Hormonprofil zu vergleichen, wurde bei 81 Leichtathletinnen mit unterschiedlicher Zyklusstabilität die Östradiolkonzentration bestimmt und der Zyklusstabilität gegenübergestellt (Tabelle 4). Von 37 Frauen mit regelmäßiger Periode wiesen 9 Athletinnen Werte unter 30 pg/ml Östradiol auf, wobei perimenstruelle Niedrigwerte ausgeschlossen wurden. Sie lagen also trotz normalem klinischen Zyklusgeschehen unterhalb des Schwellenwerts, der für den Knochenerhalt notwendig ist. Erwartungsgemäß wurden bei Frauen mit unregelmäßigem Zyklus in über der Hälfte der Fälle Werte unterhalb von 30 pg/ml Östradiol bestimmt. Sie waren damit unterhalb des für den Knochenerhalt notwendigen Östrogenspiegels.

Die Ergebnisse machen deutlich, daß sich aus der alleinigen klinischen Angabe eines regelmäßigen Menstruationszyklus nicht ableiten läßt, daß auch ein für den Knochen und seinen Erhalt ausreichend hoher Östradiolspiegel besteht. Man kann sich im Zweifelsfall somit nicht auf die alleinige klinische Angabe eines stabilen Zyklus verlassen, um kein Risiko für den Knochenstoffwechsel einzugehen.

Tabelle 5. Östradiol [pg/ml] bei 11 Leichtathletinnen mit Ermüdungsbrüchen der unteren Extremitäten, bei denen zur Knochendichtemessung eine quantitative Computertomographie durchgeführt wurde

Laufstrecke \ E_2	⩽ 15	16–30	⩾ 100
100–200 m	1	–	–
400–800 m	4	1	1[a]
⩾ 1500 m	4	–	–

[a] Wert nach längerer deutlicher Trainingsreduktion.

Marcus et al. (1985) fanden, daß sich der kortikale Knochen des Radius bei eumenorrhoischen und amenorrhoischen Elitelangstreckenläuferinnen in der quantitativen Computertomographie nicht unterschied. Dagegen war der Lendenwirbelkörper bei eumenorrhoischen Frauen um 20% dichter als bei amenorrhoischen Läuferinnen. Auch andere Untersucher haben bestätigt, daß der Extremitätenknochen bei Frauen mit unterschiedlicher Zyklusstabilität keine Dichteunterschiede aufweist, während sich am Lendenwirbelkörper Differenzen zeigen (Linnell et al. 1984).

In einer prospektiven Studie haben wir bei Frauen mit Ermüdungsbrüchen das Steroidprofil und die Knochendichte mittels quantitativer Computertomographie am 1.–3. Lendenwirbelkörper untersucht. Bei einer Sportlerin wurde ein Östradiolspiegel von 104 pg/ml gemessen. Bei ihr wurde seit dem Ermüdungsbruch einige Wochen zuvor das Training deutlich reduziert, so daß sich die Sexualsteroidproduktion erholte. Bei 9 der 11 Leichtathletinnen mit Ermüdungsbrüchen der unteren Extremitäten (Tabelle 5) lag der Östradiolspiegel unter 15 pg/ml, bei einer unter 30 pg/ml. Somit hatten 10 der 11 Frauen nachweislich massiv erniedrigte Östradiolspiegel zum Zeitpunkt ihres Ermüdungsbruches.

Auch in der auf S. 18 dargestellten Untersuchungsgruppe von 20 Frauen mit Ermüdungsbrüchen der unteren Extremität hatten nur 2 einen regelmäßigen Zyklus, 6 ein unregelmäßiges Zyklusverhalten und 11 waren amenorrhoisch. Eine Athletin nahm ein orales Antikonzeptivum. Dies belegt das Problem der Zyklusstörungen bei der Entstehung von Voraussetzungen, die zu Ermüdungsbrüchen führen.

Bei der Suche nach Ursachen für die Entstehung von Streßfrakturen wurden verschiedene Faktoren untersucht. So zeigt die Gegenüberstellung

Sind Zyklusstörungen ein Risiko für den Knochenstoffwechsel? 21

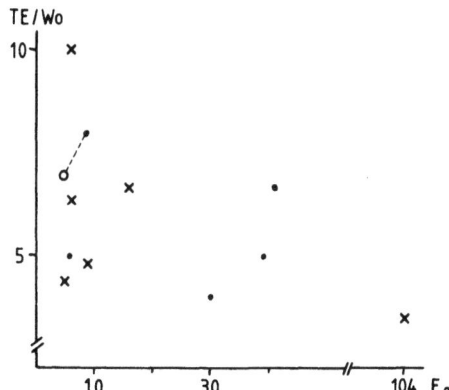

Abb. 4. Durchschnittliche Zahl an Trainingseinheiten je Woche (*TE/Wo*) und die Östradiolkonzentration [pg/ml] bei 11 Athletinnen. × Ermüdungsfraktur, ○ Hormonsubstitution, ● Zyklusstörungen

der Häufigkeit von Trainingseinheiten pro Tag und der gemessenen Östradiolkonzentration, daß Frauen mit einer hohen Zahl an Trainingseinheiten deutlich geringere Östradiolkonzentrationen aufwiesen als Athletinnen, die weniger trainierten (Abb. 4).

In den Laufdisziplinen finden sich oft dünne, schlanke Athletinnen. Wir haben deshalb als Maßzahl einen Gewichts/Größen-Quotienten gebildet und ihn ebenfalls der Östradiolkonzentration gegenübergestellt. Dabei findet sich eine große Zahl von Frauen mit niedrigem Östradiolspiegel bei niedriger Gewichts/Größen-Relation. Mit zunehmender Östradiolkonzentration wurden auch höhere Quotienten bestimmt. Bei der kleinen Zahl der Fälle ließen sich bisher noch keine weiteren Zusammenhänge erarbeiten.

Die körperliche Immobilisation führt bekanntermaßen zum Knochenabbau, umgekehrt die sportliche Belastung des Skeletts zu einer Dickenzunahme der Knochenstrukturen. Insoweit ist davon auszugehen, daß Sportlerinnen mit permanenter Belastung des Skelettsystems eine höhere Knochenstabilität und damit Knochendichte aufweisen als dies bei Nichtsportlerinnen der Fall ist. Die Rolle des Zyklusgeschehens und des Sportlers wurde von Marcus et al. (1985) mittels quantitativer Computertomographie ermittelt. Sie fanden die höchsten Knochendichtewerte bei Sportlerinnen mit regelmäßigem Zyklus. Sportlerinnen mit Amenorrhö hatten dagegen geringere Knochendichtewerte als Nichtsportlerinnen mit regelmäßiger Periode; die geringsten Knochendichtewerte wiesen amenorrhoische Nichtsportlerinnen auf.

Sportlerinnen, regelmäßiger Zyklus	182 ± 5 mg/ml
Nichtsportlerinnen, regelmäßiger Zyklus	166 ± 4 mg/ml
Sportlerinnen, Amenorrhö	151 ± 8 mg/ml
Nichtsportlerinnen, Amenorrhö	121 ± 7 mg/ml

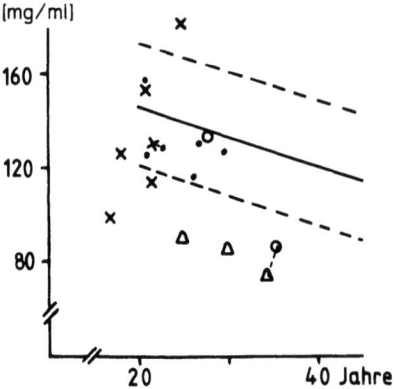

Abb. 5. Kalziumhydroxylapatitäquivalentwert (*Ca-HA-E.*) [mg/ml] des 1.–3. LWK, bestimmt durch quantitative Computertomographie, bei 15 Frauen mit Zyklusstörungen. × Ermüdungsfraktur, ○ Hormonsubstitution, ● Zyklusstörungen, △ Anorexie

Die signifikanten Unterschiede zeigen einerseits, daß Sport die Knochendichte erhöht, und andererseits, daß das Vorliegen einer regelmäßigen Periode die Knochenstabilität innerhalb der Gruppe der Sportlerinnen begünstigt. Bisher liegen für Sportlerinnen keine Normkurven der Knochendichtewerte vor. Eine weitere Differenzierung würde sogar fordern, daß für einzelne Sportdisziplinen gesonderte Normkurven erstellt würden, da die unterschiedlichen statischen Belastungen der einzelnen Sportarten die Knochenstruktur ebenso unterschiedlich verändern.

Bei 15 Frauen mit Zyklusstörungen, die im wesentlichen Sport betreiben, haben wir die quantitative Computertomographie durchgeführt. Es konnte gezeigt werden, daß Frauen mit durchgemachtem Ermüdungsbruch Knochendichtewerte aufwiesen, die unterhalb des Normbereiches einer nichtsporttreibenden Normalbevölkerung lagen (Abb. 5). Nur eine Athletin mit einem Ermüdungsbruch lag oberhalb der einfachen Standardabweichung. Sie hatte mit dem Leistungssport erst ab dem 20. Lebensjahr begonnen und bis dahin regelmäßig Periodenblutungen gehabt. Die 33jährige Athletin wies einen extrem niedrigen Kalziumhydroxylapatitäquivalentwert auf. Sie betrieb seit 8–10 Jahren intensiv Leistungssport und hatte seit 13 Jahren keine Menstruation mehr gehabt. Nach Entdeckung eines solch niedrigen Knochendichtewertes wurde bei ihr 1 Jahr lang eine Hormonsubstitution mit einem 0,05 mg Ethinylestradiol enthaltenden oralen Antikonzeptivum durchgeführt. Nach 1jähriger Therapie kam es zu einer deutlichen Verbesserung des Knochendichtewertes. Eine 2. Athletin wies bei einer Nachkontrolle nach 1 Jahr einen ähnlichen Knochendichtewert wie bei der Erstuntersuchung auf. Sie hatte in diesem einen Jahr für 5 Monate ein Hormonpräparat eingenommen, es dann jedoch wegen innerer Abneigung wieder abgesetzt. Bei ihr hatte

Sind Zyklusstörungen ein Risiko für den Knochenstoffwechsel? 23

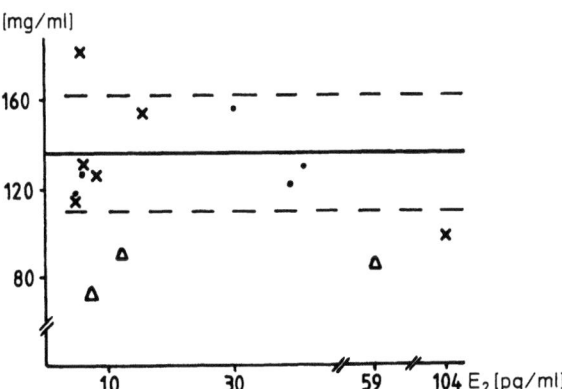

Abb. 6. Kalziumhydroxylapatitäquivalentwert (*Ca-HA-E.*) [mg/ml] des 1.-3. LWK, bestimmt durch quantitative Computertomographie, und Serumöstradiol (E_2) [pg/ml] bei 14 Frauen. × Ermüdungsfraktur, ● Zyklusstörungen, △ Anorexie

sich die Knochenstruktur nicht verändert. Bei einer Athletin mit sekundärer Amenorrhö und einem niedrigen Kalziumhydroxylapatitäquivalentwert hatten wir zu einer Hormontherapie geraten, die jedoch nicht begonnen worden war. Die Athletin erlitt dann 3 Monate nach der Knochendichteuntersuchung einen Ermüdungsbruch.

Die Gegenüberstellung des Kalziumhydroxylapatitäquivalentwert des Knochens und der gemessenen Östradiolwerte zeigt, daß Frauen mit Ermüdungsbrüchen und niedrigen Knochendichtewerten deutlich niedrigere Östradiolspiegel aufwiesen (Abb. 6). Trotz der geringen Fallzahl ist zu vermuten, daß eine direkte Korrelation zwischen Knochendichtewerten und Östradiolspiegeln besteht.

Die Dauer des Leistungstrainings mag auf den Knochen sowohl positive wie negative Auswirkungen haben. Ein früher Beginn des Leistungstrainings vor oder während der Pubertät kann die frühzeitige, für den Knochenaufbau und seine Stabilerhaltung ausreichend hohe Konzentration von Östradiol hinauszögern. Andererseits verbessert der Leistungssport die Knochendichte durch die Trainingsbelastung. Die Gegenüberstellung des Knochendichtewertes und des Zeitpunkts des Trainingsbeginns vor oder nach der Menarche zeigt, daß der Knochendichtewert um so niedriger liegt, je früher das Training vor der Menarche begonnen wurde (Abb. 7).

Nach Angaben der Literatur und den kleinen Fallzahlen der eigenen Untersuchungen begünstigen folgende Faktoren die Entstehung von Ermüdungsbrüchen bei Sportlerinnen:

- intensives Training in jungem Alter,
- intensives Training vor Menarche,
- Zyklusstörungen/Amenorrhö,

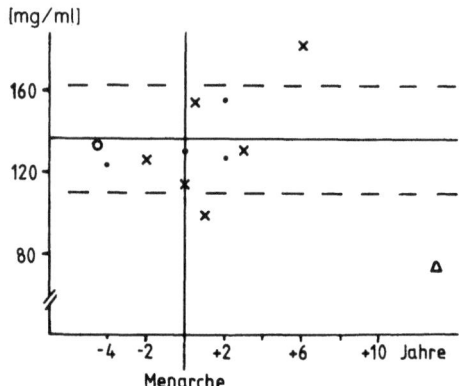

Abb. 7. Kalziumhydroxylapatit-äquivalentwert (*Ca-HA-E.*) [mg/ml] des 1.-3. LWK, bestimmt durch quantitative Computertomographie, und Beginn des Leistungssports im Bezug zur Menarche bei 12 Athletinnen. × Ermüdungsfraktur, ○ Hormonsubstitution, ● Zyklusstörungen, △ Anorexie

- rasche Steigerung von Trainingsintensität und -umfang,
- unausgewogene und unzureichende Ernährung,
- Kalziummangel, Kalorienmangel
- Anorexie/Bulimie,
- Abführmittel.

Neben frühzeitigem intensivem Training vor der Menarche im jungen Alter und den dadurch bedingten Zyklusstörungen läßt eine zu rasche Steigerung der Trainingsintensität und des Trainingsumfanges keine ausreichende Adaption des Knochens an die erhöhte Belastung zu und begünstigt dadurch die Gefahr eines Ermüdungsbruches. Unausgewogene und unzureichende Ernährung mit dadurch bedingtem Kalzium-, Protein- und Kalorienmangel ist im Sport durchaus möglich und als Ursache für die Wegbereitung eines Ermüdungsbruches wahrscheinlich. Weiterhin findet man gerade in den Laufdisziplinen eine Reihe von Athletinnen mit Abführmittelabusus, Bulimie oder anorektischem Verhalten zum Zwecke der Gewichtskonstanthaltung oder Gewichtsreduktion. Unter diesen Voraussetzungen ist kein adäquater Knochenstoffwechsel und keine ausreichend hohe Sexualsteroidproduktion gewährleistet.

Zusammenfassung

Der Knochenstoffwechsel ist nicht nur bei einer Frau jenseits der Wechseljahre zu beachten. Wie die Ergebnisse der Literatur und eigene Beobachtungen belegen, können langanhaltende Zyklusstörungen bereits einige Jahre nach der Menarche negativ auf die Ausbildung und den Erhalt eines stabilen

Knochens auswirken. Östradiolmangel, aber auch die oft damit einhergehenden weiteren Faktoren wie unzureichende und unausgewogene Ernährung mit einem Defizit an essentiellen Nahrungsbestandteilen, im wesentlichen an Kalzium, können zu einer erheblichen Störung des Knochenaufbaus führen oder bereits bei einer jungen Frau einen Knochenabbau einleiten.

Das Wesentliche für eine Frau im Alter bis 20 oder 25 Jahre ist, daß ihr Knochen ausreichend dicht aufgebaut wird. Ab diesem Zeitpunkt vermindert sich die Knochendichte physiologischermaßen stetig. Wenn in jungem Alter keine ausreichend dichte Knochenstruktur erzielt wurde, ist sehr viel früher im Leben mit der Gefahr einer osteopenisch bzw. osteoporotisch bedingten Pathologie des Knochens zu rechnen.

Auf Grund dieser Kenntnisse besteht sowohl gegenüber der Sportlerin wie der Nichtsportlerin, die über längere Zeit Zyklusstörungen aufweist, die ärztliche Verpflichtung, sie vor einem Schaden zu bewahren, der möglicherweise erst 2–3 Jahrzehnte später zur manifesten Erkrankung wird. Speziell bei der Sportlerin ist ein minderdichter Knochen sicher ein wesentlicher Faktor für die Entstehung eines Ermüdungsbruches; dadurch kann es sehr schnell zu Unterbrechungen und möglicherweise auch zum vorzeitigen Ende einer hoffnungsvollen Sportkarriere kommen. *Neben* den orthopädischen wie internistischen Untersuchungen können solche Risiken durch eine konsequente endokrinologisch-gynäkologische Betreuung vermieden werden.

Literatur

Bonen A, Belcastro AN, Ling WY, Simpson AA (1981) Profiles selected hormones during menstrual cycles of teenage athletes. J Appl Physiol 50:545–551

Bonen A, Hynes FJ, Watson-Wright W, Sopper MM, Pierce GN, Low MP, Graham TE (1983) Effects of menstrual cycle on metabolic responses to exercise. J Appl Physiol 55:1506–1513

Boyden TW, Pamenter RW, Stanforth P, Rotkis T, Wilmore JH (1983) Sex steroids and endurance running in women. Fertil Steril 39:629–632

Dale E, Gerlach DH, Withite AL (1979) Menstrual dysfunction in distance runners. Obstet Gynecol 54:47–53

Feicht CB, Johnson TS, Martin BJ, Sparkes RE, Wagner WW (1978) Secondary amenorrhea in athletes. Lancet II:1145

International Athletic Foundation (1988) Too thin to win? International Athletic Foundation, Monaco

Keizer HA (1983) Hormonal responses in women as a function of physical exercise and training. De Vriesborch, Haarlem

Linnell SL, Stager JM, Blue PW, Oyster N, Robertshaw D (1984) Bone mineral content and menstrual regularity in female runners. Med Sci Sports Exerc 16:343–348

Marcus R, Cann C, Madvig P, Minkoff J, Goddard M, Bayer M, Martin M, Gaudiani L, Haskell W, Genant H (1985) Menstrual function and bone mass in elite women distance runners. Ann Intern Med 102:158–163

Pirke KM, Schweiger U, Laessle R et al (1986) Dieting influences the menstrual cycle: vegetarian versus nonvegetarian diet. Fertil Steril 46:1083–1088

Schweiger U, Pirke K-M (1988) Eßverhalten, Sport und die Regulation der Hypothalamus-Hypophysen-Gonaden-Achse bei der Frau. In: Wurster KG, Keller E (Hrsg) Frau im Leistungssport. Springer, Berlin Heidelberg New York Tokyo, S 50–62

Schweiger U, Laessle R, Pfister H et al (1987) Diet-induced menstrual irregularities: effects of age and weight loss. Fertil Steril 48:746–751

Shangold MM, Freeman R, Thysen B, Gatz M (1979) The relationship between long-distance running, plasma progesterone and luteal phase length. Fertil Steril 31:130–133

Wurster KG (1986) Einfluß von Leistungssport auf das endokrine System der Frau. Springer, Berlin Heidelberg New York Tokyo

Wurster KG (1988a) Hormonsystem und Leistung im Frauensport. In: Prokop L (Hrsg) Frauensportmedizin. Hollinek, Wien, S 119–143

Wurster KG (1988b) Gynäkologische, geburtshilfliche und hormonelle Auswirkungen des Leistungssports. In: Medau HJ, Nowacki PE (Hrsg) Frau und Sport III. Perimed, Erlangen, S 131–143

Wurster KG (1990) Zu schlank für schnelle Läufe? Bundesinstitut für Sportwissenschaft, (Selbstverlag), Köln

Wurster KG, Keller E (1988) Leistungssport – ein Störfaktor für das Zyklus geschehen? In: Wurster KG, Keller E (Hrsg) Frau im Leistungssport. Springer, Berlin Heidelberg New York, S 1–23

Wurster KG, Koros L (1984) Wechselbeziehungen zwischen Menstruationszyklus und körperlicher Belastung sowie Leistungsfähigkeit bei Leichtathletinnen des A- bis D-Kaders. In: Jeschke D (Hrsg) Stellenwert der Sportmedizin in Medizin und Wissenschaft. Springer, Berlin Heidelberg New York Tokyo, S 182–187

Wurster KG, Thiemer K (1989) Health and injury considerations for youth athletics with special emphasis on women's medical aspects in athletics. In: Wanzel RS, Del Missier SC (eds) Proceedings of World Athletics Symposium. Cambrian College, Sudbury/Ontario (Canada)

Radiologische Diagnostik der juvenilen Osteoporose – Quantitative Computertomographie bei Sportlerinnen

R. WEISKE, K. G. WURSTER

Einleitung

Regelmäßige körperliche Aktivität und sportliches Ausdauertraining beeinflussen bekanntermaßen den Knochenstoffwechsel positiv und führen zu einem Gewinn an Knochenmasse [3, 8, 20, 26, 27, 31, 38, 40]. Dieser Effekt ist auch bei älteren Menschen feststellbar [27, 38, 42], woraus die Empfehlung körperlicher Aktivität als ein therapeutischer Ansatz der Osteoporose abgeleitet wird. Bei jungen Personen kann sportliches Training als eine der wichtigsten Determinanten für den Aufbau und Erhalt der Knochenmasse gelten, wie Block et al. [3] für Männer und Kanders et al. [24] sowie Marcus et al. [29, 30] für Frauen zeigen konnten.

Die hohe physische und psychische Belastung im Hochleistungssport hingegen führt zu erheblichen Veränderungen im Hormonhaushalt der Sportlerinnen und kann eine Abnahme der Knochendichte zur Folge haben, wie zuerst Cann et al. [6] sowie Drinkwater et al. [10] 1984 und später Marcus et al. [29, 30], Cann. et al. [7] sowie Nelson et al. [34] bei Läuferinnen beschrieben haben.

Besonders Sportlerinnen in den Ausdauerdisziplinen mit Belastung des gewichttragenden Achsenskeletts haben oft erniedrigte Östrogenspiegel sowie Zyklusstörungen bis zur Amenorrhö und sind anfällig für Streßfrakturen [30]. Eine strenge Gewichtskontrolle führt häufig zu einer mangelhaften Kalorienzufuhr [10, 30, 34] und verminderten Kalziumaufnahme [17, 30].

Wichtige Determinanten der Knochendichte bei Sportlerinnen

Hormone

Unter den Hormonen kommt den Geschlechtshormonen für den Aufbau und Erhalt der Knochenmasse die größte Bedeutung zu [4b, 4c, 5, 14, 15]. Obwohl letztlich die Mechanismen nicht exakt bekannt sind, die bei Streß, sportlichem Training und Mangelernährung zu einer Störung der Hypothalamus-

Hypophysen-Achse mit Verlauf der pulsatilen Freisetzung der gonadotropen Releasinghormone führen, kennen wir die Auswirkungen des LH- und FSH-Mangels und konsekutiven Östrogendefizits auf den Knochen. Der Östrogenentzug führt zu einer verstärkten Knochenresorption. Der Knochen wird empfindlicher gegenüber der Parathormon (PTH)-Wirkung, die relativ überwiegt. Da die Östrogene den Knochen vor der PTH-vermittelten Kalziumfreisetzung nicht mehr schützen, kommt es über diese zur Hemmung der PTH-Sekretion aus den Nebenschilddrüsen. In den Nieren wird weniger Kalzium in den Tubuli reabsorbiert und über eine verminderte PTH-vermittelte Stimulation weniger Vitamin D synthetisiert, wie auch der Östrogenabfall gleichsinnig wirkt. Durch eine verminderte Kalziumabsorption aus dem Dünndarm wird die Kalziumbilanz negativ.

Ein direkter Angriffspunkt der Östrogene am Knochen konnte durch Nachweis von Östrogenrezeptoren an Knochenzellen gezeigt werden.

Durch eine verminderte Stimulation der Kalzitoninfreisetzung bei Östrogenabfall kann die Osteoklastenaktivität erhöht werden.

Erhöhte Glukokortikoidspiegel wirken über eine verstärkte Knochenresorption und einen verringerten Knochenumbau negativ auf den ossären Stoffwechsel.

Pubertät

Knochendichtemessungen mit der quantitativen Computertomographie (QCT) von Gilsanz et al. [14, 15] zeigten einen bedeutsamen Effekt der Pubertät auf die Knochenmasse. Gegenüber präpubertären Kindern fanden sich bei Jungen und Mädchen gleichermaßen mit der Pubertät ansteigende trabekuläre und kortikale Knochendichtewerte an der LWS. Die Autoren folgerten, daß mit der Pubertät aufgrund der Stimulation durch die Geschlechtshormone nicht nur die Skelettmasse durch lineares Wachstum, sondern auch die Knochendichte zunimmt. Sie betonen, daß die früheren Ergebnisse von Knochenmineralmessungen mit der Single-Photonen-Absorptionsmethode (SPA), die eine stärkere Zunahme der Knochenmasse bei männlichen gegenüber weiblichen Adoleszenten ergaben, erheblich durch die größere Dimension des Radius als Meßort bedingt seien. Nachdem ohne Geschlechtsunterschied Jungen wie Mädchen eine gleich hohe maximale Knochenmasse („peak bone mass") erreicht haben, beginnt bereits im jungen Erwachsenenalter die Knochendichte abzunehmen [14]. Auch Buchanan et al. [4a] sowie Riggs et al. [36] beschreiben einen früh einsetzenden vertebralen trabekulären Knochenverlust bei gesunden Frauen, der zwischen dem 20.

und 29. Lebensjahr beginnt, während die kortikale Knochendichte am peripheren Skelett vor der Menopause nicht signifikant abfällt.

Aus diesen Untersuchungen geht hervor, welche Bedeutung die Lebensphase zwischen dem späten Adoleszentenalter und der frühen 3. Lebensdekade für den Aufbau der maximalen Knochenmasse hat, deren Höhe mitbestimmend für mögliche Skelettkomplikationen während der Menopause ist [4a, 4b, 24].

Kalziumzufuhr

Neben den erwähnten Auswirkungen des Östrogendefizits auf den Kalziumstoffwechsel spielt die Kalzium*zufuhr* für den Knochenaufbau eine wichtige Rolle [1, 17, 18, 32].

Die besondere Bedeutung der Kalziumaufnahme für Athletinnen (Läuferinnen) geht aus den Untersuchungen von Marcus et al. [30] hervor: Die amenorrhoischen Frauen nahmen durchschnittlich weniger Kalzium mit der Nahrung auf als die Läuferinnen mit stabilem Zyklus. Ebenso fanden Kanders et al. [24] höhere Knochendichtewerte an der Lendenwirbelsäule bei jungen gesunden Frauen mit einer täglichen Kalziumzufuhr über 750 mg und körperlicher Aktivität.

Cann [5] erwähnt einen synergistischen Effekt von erhöhter Kalziumzufuhr und mechanischem Stimulus bei Läuferinnen, die amenorrhoisch sind im Gegensatz zu normal menstruierenden Läuferinnen, bei denen eine Erhöhung der Kalziumaufnahme von 600 auf 1600 mg/Tag keinen Effekt zeigt.

Moderne *Ernährungsgewohnheiten* führen über eine erhöhte Phosphatzufuhr, z. B. durch hohen Fleischkonsum und phosphatkonservierte Lebensmittel sowie „soft drinks" (z. B. Coca Cola), zu einer Kalziumunterversorgung, indem das Kalzium-Phosphat-Produkt zu einem Verhältnis von 1:4 verschoben wird. Werden aus Angst vor erhöhter Fett- und Cholesterinzufuhr oder wegen „allergischer" Begleiterscheinungen keine oder wenig Molkereiprodukte konsumiert, ist die täglich zugeführte Kalziummenge insuffizient.

Gewicht – Anorexie

In dem Bestreben, einen optimalen Körperbau zu haben und ohne „überflüssige Pfunde" besonders in den Ausdauerdisziplinen des Langstreckenlaufes zu Höchstleistungen zu kommen, reduzieren viele Athletinnen ihr Körpergewicht oft drastisch. Dies kann durch Verminderung der Essensmenge bei normaler Zusammensetzung der Diät geschehen wie auch durch verminderte Aufnahme von Kohlenhydraten und Fett. So nehmen amenorrhoische Athletinnen deutlich weniger Kalorien täglich zu sich als menstruierende Leistungssportlerinnen [34]. Dies kann zu signifikanten Unterschieden im Körpergewicht zwischen amenorrhoischen und menstruierenden Athletinnen führen [30, 33].

Die restriktiven Eßgewohnheiten der Leistungssportlerinnen ähneln in ausgeprägten Fällen denen bei Anorexiepatientinnen, bei denen es durch krankhafte Nahrungsverweigerung zur Gewichtsabnahme von über 25% des Ausgangswertes kommen kann. Damit bestehen Ähnlichkeiten zwischen einer anorektischen Reaktion bei Ausdauersportlerinnen und der Anorexia nervosa. Der Grad der Gewichtsabnahme ist jedoch unterschiedlich ausgeprägt.

Tritt die Anorexie in zeitlichem Zusammenhang mit der Pubertät auf, haben diese Patientinnen im Vergleich zu erwachsenen Anorexiepatientinnen deutlich niedrigere Knochendichtewerte in Abhängigkeit von der Dauer der Amenorrhö [2]. Ursachen der Osteopenie sind neben dem Hypogonadismus ein Überschuß an Kortisol [2]. Ebenso werden durch Hungern ausgelöste hypothalamische Störungen wie auch primäre Ursachen diskutiert [16, 40]. Nach Gewichtszunahme kann die Knochendichte ansteigen [43], ohne daß eine regelmäßige Menstruation wieder eingetreten sein muß. Rüegsegger et al. [40] allerdings fanden 1 Jahr nach Gewichtskorrektur mit Sondenernährung eine durchschnittliche Knochendichteminderung von 17,3% unter den Wert vor der Behandlung. Sportliche Betätigung bewirkt auch bei Anorexiepatientinnen einen Anstieg der Knochendichte [37].

Genetische Disposition

Seeman et al. [41] beschreiben eine verminderte Knochenmasse bei Töchtern von Frauen, die postmenopausal eine Osteoporose entwickeln.

Knochendichtemessungen

Wahl des Meßortes und der Methode

Zahlreiche Publikationen berichten über Knochendichtemessungen bei Athletinnen mit verschiedenen Methoden – quantitative Computertomographie

Radiologische Diagnostik der juvenilen Osteoporose 31

(QCT), Single-Photonen-Absorptionsmessung (SPA) und Dualphotonenabsorptiometrie (DPA) –, die Änderungen des Knochenmineralgehaltes nur am trabekulären Knochen der Wirbelsäule nachweisen konnten, während am kortikalen Knochen des peripheren Skeletts keine signifikanten Unterschiede zwischen amenorrhoischen und normal menstruierenden Frauen bestanden [6, 10, 30, 34].

Neben der Wahl des Meßortes ist die zur Knochendichtebestimmung eingesetzte Meßmethode bedeutsam für die Unterscheidung zwischen einer Normalpopulation und osteoporotischen Patienten. Vergleichende Untersuchungen mit der DPA und der QCT an der Lendenwirbelsäule konnten eine 2- bis 3fach stärkere Verminderung des Knochenmineralgehaltes an der Lendenwirbelsäule mittels QCT im Gegensatz zur DPA nachweisen (Zusammenstellung bei Reinhold 1986 [35]). Damit vermag die computertomographische Knochendichtemessung genauer und frühzeitiger eine Verminderung des Knochenmineralgehaltes zu erfassen als die DPA.

Unter den nichtinvasiven Methoden zur Knochendichtemessung nimmt die Computertomographie nicht nur aus den vorgenannten Gründen eine bevorzugte Stellung ein. Sie ermöglicht „einzigartig" (Isherwood 1988 [19]) eine getrennte Beurteilung spongiöser und kortikaler Knochenanteile. Als 2-Energien-Variante läßt sich mit ihr am genauesten der „wahre" Knochenmineralgehalt bestimmen [12, 13, 21, 22, 45]. Eine Meßwertbeeinflussung durch unterschiedliche Weichteilzusammensetzung des Markraumes wird weitgehend vermieden. Überlegungen zur Beeinflussung der Knochenmarkzusammensetzung durch Androgeneinfluß bei jungen Frauen stellen Buchanan et al. [4.b] sowie bei Patientinnen mit Anorexia nervosa Biller et al. [2] an.

Die *Strahlenbelastung* des untersuchten Lendenwirbels liegt bei der 2-Energien-Methode als Oberflächendosis höher als bei monoenergetischen Meßverfahren [21]. Sie erreicht jedoch selbst bei Wiederholungsuntersuchungen an identischer Stelle zu keiner Zeit einen für das Knochenmark kritischen Wert. Relevant ist die Strahlenbelastung der Gonaden. Für die Ovarien liegt sie nach eigenen Untersuchungen sowie Literaturangaben i. allg. unter 100 mrad (0,1 mGy) und damit in der Größenordnung einer Abdomenübersichtsaufnahme a.-p. [9, 25, 39].

Eigene Untersuchungen

Bei 21 jungen Patientinnen im Alter von 17–37 Jahren (Durchschnittsalter 25,3 Jahre) wurden Knochendichtemessungen am 1.–3. Ledenwirbelkörper mit der 2-Energien-Methode als Standardverfahren des Osteo-CT an einem

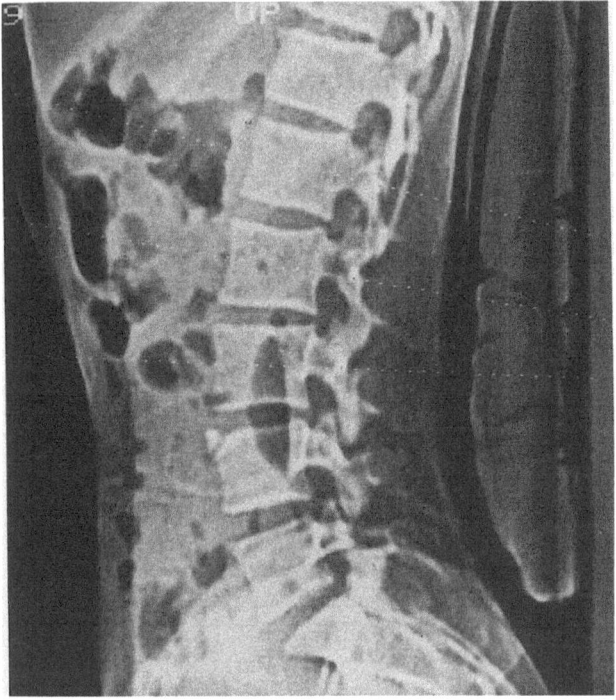

Abb. 1. Seitliches Radiogramm zur Festlegung der mittvertebralen Schichten, i. allg. am 1.–3. Lendenwirbelkörper. Es ermöglicht zugleich eine grobe Beurteilung der Wirbelform, -größe und -höhe

Ganzkörpercomputertomographen der Firma Siemens (Somatom DRH) durchgeführt. Dazu wird die Patientin auf dem Untersuchungstisch des CT-Gerätes bequem auf die Lagerungsmatte plaziert, in die ein Referenzkörper eingelegt ist. Dieser enthält eine bekannte Konzentration von Kalziumhydroxylapatit (Ca-HA), dem eigentlichen Knochenmineral. Nach Anfertigung eines seitlichen Radiogramms (Topogramm) zur exakten Festlegung der Wirbelmitte (Abb. 1) wird durch schnelle KV-Umschaltung von Puls zu Puls eine mittvertebrale axiale Schicht aufgenommen. Anschließend wird über ein spezielles Auswerteprogramm der Knochenmineralgehalt getrennt an der Wirbelspongiosa und Wirbelkortikolis ermittelt und sowohl für die monoenergetischen Meßwerte wie auch den 2-Energien-Meßwert (materialzerlegtes Kalziumbild; „wahrer Apatitäquivalentwert") angegeben (Abb. 2). Die Dar-

Radiologische Diagnostik der juvenilen Osteoporose

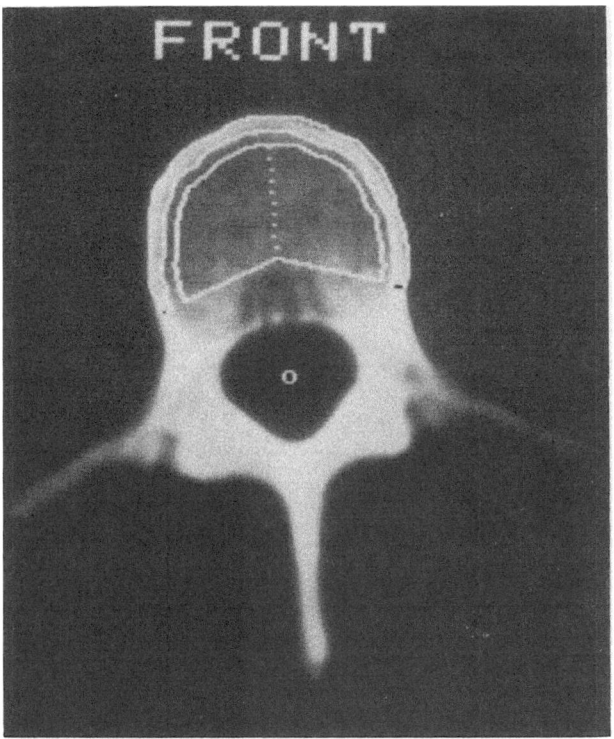

Abb. 2. Beispiel einer mittvertebralen Schicht, an der durch automatischen Konturfindungsalgorithmus der Auswertebereich für den spongiösen und kortikalen Knochen jederzeit exakt reproduzierbar eingezeichnet ist

stellung der Ergebnisse jeder Einzelschicht auf dem Monitor geschieht getrennt sowie als Mittelung über alle 3 Schichten vom 1.–3. Lendenwirbelkörper. Darüber hinaus erfolgt die Einordnung der Meßergebnisse unter Berücksichtigung des Alters und Geschlechts in einem Referenzwertdiagramm (Abb. 3), das aus den „Normalwerten" von Gesunden unter Berücksichtigung einer Standardabweichung vom ± 1 σ vom Medianwert erstellt wurde. Diese Werte wurden in einer kooperativen Studie ermittelt [23].

Unsere Untersuchungen betreffen 12 Mittel-/Langstreckenläuferinnen mit Zyklusstörungen bis zur Amenorrhö, von denen eine Sportlerin nach zunächst regelmäßigem Zyklus eine Amenorrhö bei Anorexia nervosa entwickelte. Weitere 2 Patientinnen litten an einer Anorexia nervosa.

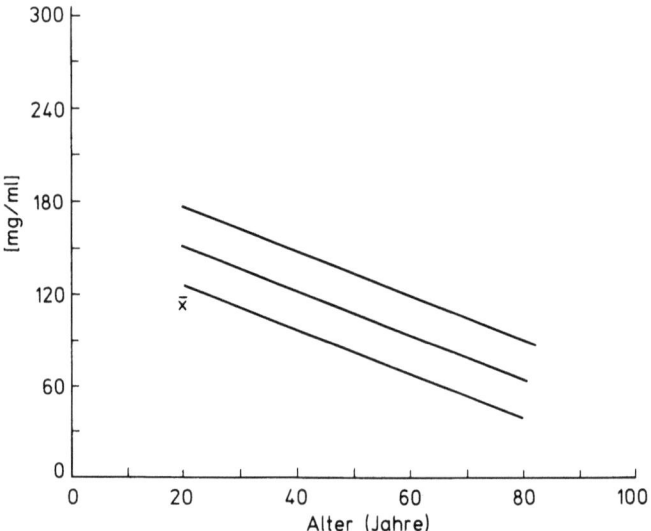

Abb. 3. Einordnung des durchschnittlichen Meßergebnisses von 3 Lendenwirbelkörpern in das geschlechtsbezogene Referenzdiagramm (Mittelwert ± 1 SD). Der Knochenmineralgehalt von 114,3 mg/ml dieser 21jährigen Läuferin (x) liegt bei 1,4 Standardabweichungen unterhalb des Medianwertes

Als Vergleichskollektiv wurden Probandinnen herangezogen, die früher Hochleistungssport betrieben haben (länger als 1 Jahr zurückliegend), derzeit nur „Freizeitsport" ausüben (davon höchstens 1 × wöchentlich Jogging), keine Gewichtsprobleme haben oder Ausdauersport in anderen Disziplinen als den Laufsportarten ausüben und/oder Ovulationshemmer einnehmen. Zu unseren 7 Frauen der Vergleichsgruppe gehört zudem eine Patientin in der prämaturen Menopause, die seit dem 35. Lebensjahr besteht.

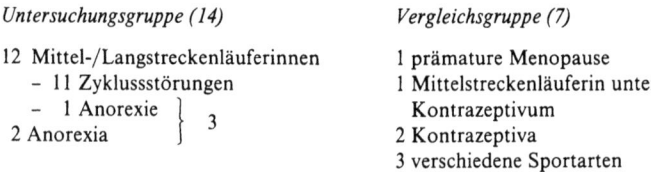

Alle Frauen wurden ausgiebig anamnestisch befragt. Trainingsbeginn, Trainingsintensität und Trainingsdauer wurden eruiert und der Zeitpunkt der Menarche sowie das Zyklusverhalten registriert. Zudem wurde ein Hormon-

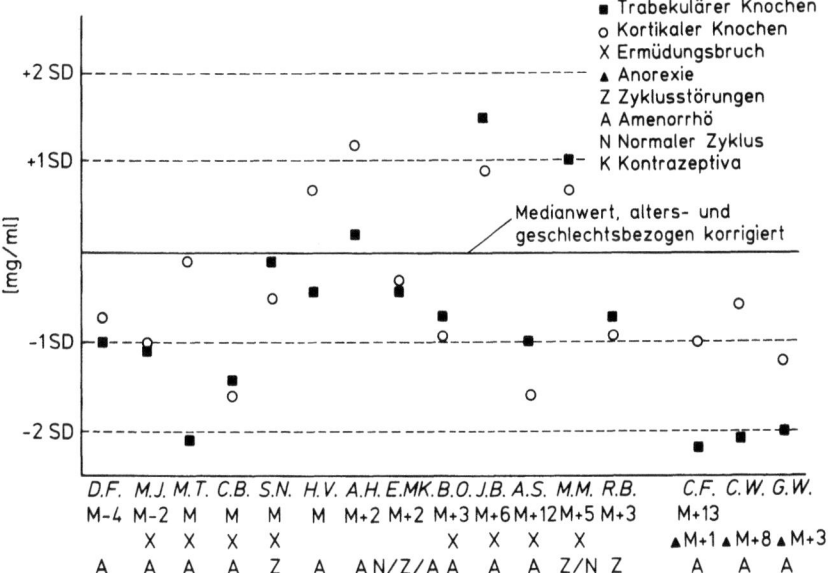

Abb. 4. Ergebnisse der computertomographischen Knochendichtemessungen bei Läuferinnen und anorektischen Patientinnen. Angabe des trabekulären und kortikalen Apatitwertes in Standardabweichungen vom alters- und geschlechtsbezogenen Medianwert. $M \pm$ Beginn des Hochleistungssports in bezug zur Menarche in Jahren

status erstellt, der die Bestimmung des E_2-Östradiolwertes einschließt (s. Beitrag Wurster et al. in diesem Band).

Die Abb. 4 und 5 zeigen die Meßergebnisse des Apatitätquivalentwertes im trabekulären und kortikalen Wirbelknochen wie auch die anamnestischen Daten jeder Einzelperson aus den untersuchten Gruppen der Läuferinnen, anorektischen Patientinnen und aus der Vergleichsgruppe.

Ergebnisse der Knochenmineralbestimmung mittels quantitativer Computertomographie

Die Einzelergebnisse der Knochendichtemessungen unserer 21 Probandinnen, getrennt an der Wirbelspongiosa und Wirbelkortikalis, sind in den Abb. 4 und 5 wiedergegeben. Die Angabe des Kalziumhydroxylapatitäquivalentwertes erfolgt in Standardabweichungen vom alters- und geschlechtskorrigierten Referenzmedianwert. Vereinfachend werden dabei die Kortika-

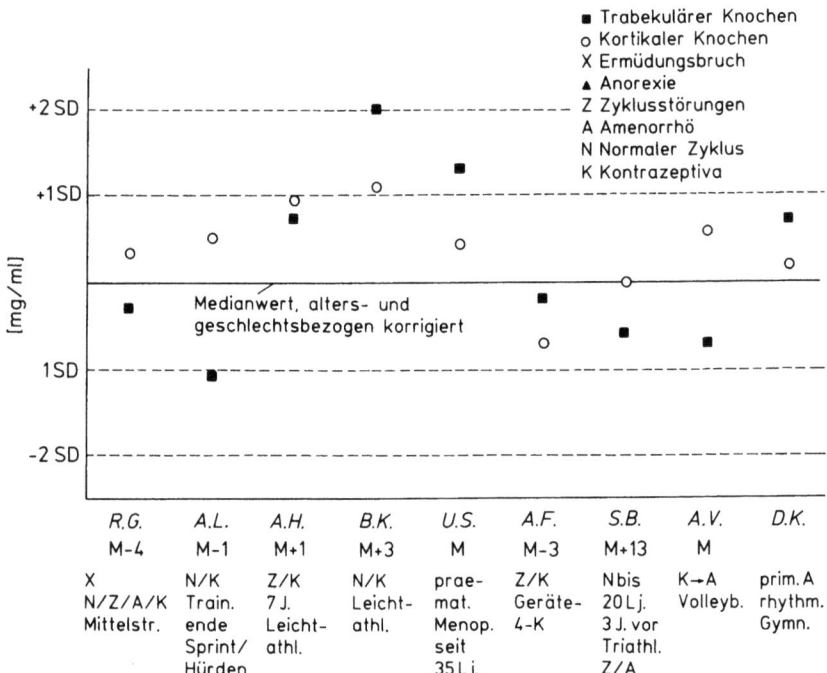

Abb. 5. Trabekuläre und kortikale Apatitwerte der Vergleichsgruppe, Angabe in Standardabweichungen vom alters- und geschlechtsbezogenen Medianwert. $M \pm$ Beginn des Hochleistungssports in bezug zur Menarche

lismeßwerte in das Diagramm der trabekulären Apatitäquivalentwerte eingetragen.

Betrachtet man die Kalziumhydroxylapatitäquivalentwerte im spongiösen Knochen der 14 Frauen mit Zyklusstörungen in Abb. 4, fallen die extrem erniedrigten Werte der Patientinnen mit Anorexia nervosa auf. Der deutlich erniedrigte Knochendichtewert der Langstreckenläuferin mit Anorexia nervosa in früheren Jahren (C.F.) zeigte nach 10monatiger Hormonsubstitution und geringgradiger Trainingsreduktion einen signifikanten Anstieg um 13,2 mg/ml von 73,7 mg/ml Apatitäquivalent auf 86,9 mg/ml.

Von den 13 Mittel- und Langstreckenläuferinnen haben nur 2 trabekuläre Knochendichtewerte, die oberhalb des alters- und geschlechtsbezogenen Referenzmittelwertes liegen. Dies betrifft eine 25jährige Langstreckenläuferin (J.B.), die erst seit ihrem 20. Lebensjahr Hochleistungssport betreibt und trotz ihres sehr guten Mineralgehaltes der Wirbelspongiosa und Wirbelkorti-

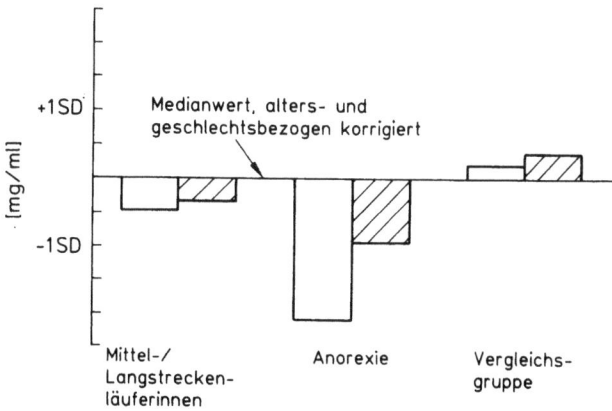

Abb. 6. Durchschnittliche Standardabweichungen vom Mittelwert im trabekulären und kortikalen Knochen bei den verschiedenen Gruppen der Mittel-/Langstreckenläuferinnen (n = 13), Anorexiepatientinnen (n = 3) und der Vergleichsgruppe (n = 9); □ trabekulär, ▨ kortikal

kalis wenige Monate vor der Knochenmineralbestimmung einen Ermüdungsbruch der Fußwurzel erlitt. Die andere Langstreckenläuferin (A.H.) begann ihr Leistungstraining erst 2 Jahre nach Eintritt der Menarche. Mit zunehmender Trainingsintensität traten Zyklusstörungen bis zur Amenorrhö auf. Bei derzeit eingeschränktem Training ist ihr Östradiolwert mit 30 pg/ml nur geringgradig vermindert. Die Mehrzahl der Mittel- und Langstreckenläuferinnen hat trabekuläre Apatitäquivalentwerte, die 0,1–2,2 Standardabweichungen unterhalb des alters- und geschlechtsbezogenen Referenzmittelwertes liegen (Abb. 6). Die durchschnittliche Standardabweichung liegt bei – 0,59 unterhalb des alters- und geschlechtskorrigierten Medianwertes für den spongiösen Knochen. Die stärkste Verminderung des Mineralgehaltes im trabekulären (und auch – weniger deutlich – im kortikalen) Knochen zeigen die Patientinnen mit Anorexia nervosa (–2,1 Standardabweichungen). Im Gegensatz dazu weicht der trabekuläre Apatitwert der Vergleichsgruppe nur um –0,12 Standardabweichungen vom Medianwert ab. Ein ähnliches Verhalten zeigen die jeweiligen kortikalen Apatitäquivalentwerte.

Entsprechend den sehr unterschiedlichen Zyklusanamnesen und Vorgeschichten ihrer sportlichen Karriere sind die Knochendichtewerte der Probandinnen aus den Vergleichsgruppen mit Hormonsubstitution, bei Freizeitsport sowie den 3 anderweitigen Ausdauersportarten sehr unterschiedlich.

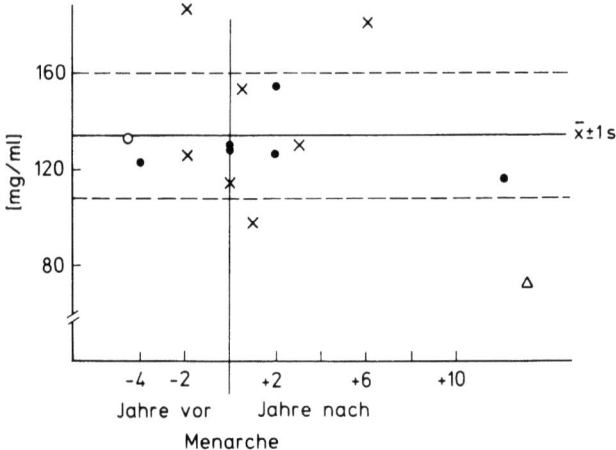

Abb. 7. Kalziumhydroxylapatitäquivalentwert (*Ca-HA-E.*, mg/ml) des Knochens und Beginn des Leistungssports in bezug zur Menarche bei 15 Athletinnen (× Fraktur, ○ Hormonsubstitution, ● Zyklusstörungen, △ Anorexie)

Einer gesonderten Betrachtung bedürfen die Meßresultate der Läuferinnen mit Ermüdungsbrüchen und der Patientinnen mit Anorexia nervos. Hier finden sich bis auf die Ausnahme der vorbeschriebenen 25jährigen Langstreckenläuferin niedrige und z. T. stark erniedrigte trabekuläre Knochendichtewerte. Außer bei einer Sportlerin (M.T.) sind auch die kortikalen Knochendichtewerte zwischen 0,5 und 1,6 Standardabweichungen unter den alters- und geschlechtsbezogenen Referenzmittelwert vermindert.

Ordnet man den Apatitgehalt dem Beginn des Leistungssports in bezug zur Menarche bei 16 Athletinnen zu, zeigt sich tendenziell ein niedriger Apatitäquivalentwert bei Trainingsbeginn vor der Menarche oder in unmittelbarem zeitlichen Zusammenhang mit der Menarche (Abb. 7). Hiervon sind in unterschiedlichem Ausmaß sowohl die trabekuläre wie auch kortikale Komponente der Wirbel betroffen.

Zwischen dem Kalziumhydroxylapatitäquivalentwert des Knochens und der Dauer des Trainings in Jahren besteht keine feste Korrelation. Tendenziell nimmt die Knochendichte mit zunehmender Trainingsdauer ab, wie aus der Abb. 8 zu ersehen ist.

Keine Korrelationen lassen sich zwischen Knochenmineralgehalt und den Trainingseinheiten je Woche bei den Ausdauersportlerinnen in den Laufdisziplinen nachweisen, was auch auf den Quotienten Gewicht/Größe zutrifft.

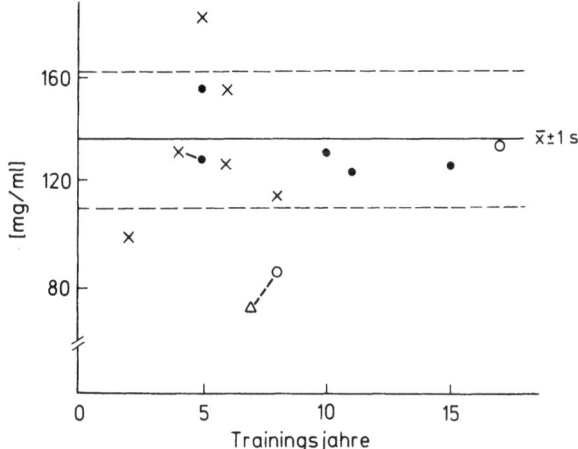

Abb. 8. Kalziumhydroxylapatitäquivalentwert (*Ca-HA-E.*, mg/ml) des Knochens und Dauer des Trainings bei 12 Athletinnen (× Fraktur, ○ Hormonsubstitution, ● Zyklusstörungen, △ Anorexie)

Diskussion

Während regelmäßige körperliche Aktivität und ein sportliches Ausdauertraining einen positiven Einfluß auf den Knochenstoffwechsel mit einem Gewinn an Knochenmasse haben, können die übermäßige physische und psychische Belastung im Hochleistungssport besonders bei Sportlerinnen in den Ausdauerdisziplinen zu deutlichen Veränderungen im Hormonhaushalt und konsekutiver Störung des Knochenstoffwechsels führen. Obwohl bereits 1984 Cann et al. [6] sowie Drinkwater et al. [10] darüber berichtet haben, finden sich in der deutschsprachigen Literatur bislang unseres Wissens keine Daten über Knochendichtemessungen bei Mittel- und Langstreckenläuferinnen, die einer besonderen Belastung des gewichtstragenden Achsenskeletts ausgesetzt sind. Im Gegensatz dazu konnten Knochendichtemessungen bei Leistungssportlerinnen im Radsport (Korsten-Reck et al. 1988 [26]) mit der QCT durchgeführt werden. Sie ergaben Hydroxylapatitwerte, die 14,3 % oberhalb der Altersnorm lagen (unter Festlegung der alters- und geschlechtsbezogenen Referenz*mittelwerte* als *Norm*werte!).

Als wichtigste Determinante der Knochendichte bei Sportlerinnen ist der Hormonstatus während der Pubertät anzusehen. Daneben spielen die Kalziumzufuhr, Ernährungsgewohnheiten sowie Körpergewicht und genetische Disposition eine Rolle.

Nachdem verbesserte Methoden der Knochendichtemessungen zur Verfügung stehen, die eine getrennte Messung an der stoffwechselaktiveren Wirbelspongiosa und der umbauträgeren Wirbelkortikalis ermöglichen, war das Ziel unserer Untersuchungen, bei Hochleistungsläuferinnen (Mittel- und Langstrecke) den Knochenmineralgehalt zu bestimmen und zu evaluieren, inwieweit der Beginn des Trainings in bezug zur Menarche, die Dauer des Trainings, die Trainingsintensität sowie Relation von Körpergewicht und -größe und die Höhe der Östrogenspiegel (s. Beitrag Wurster et al.) einen Einfluß auf die Knochendichte haben.

Die Meßergebnisse zeigen bei unseren Hochleistungssportlerinnen (Mittel- und Langstrecke) trabekuläre Apatitäquivalentwerte, die bis auf 2 Ausnahmen unterhalb des alter- und geschlechtsbezogenen Referenzmittelwertes liegen und z. T. deutlich unter die 1-σ-Grenze vermindert sind. In unterschiedlichem Maße gleichsinnig betroffen sind die Meßwerte an der Wirbelkortikalis. In Abb. 6 sind die signifikant unterschiedlichen durchschnittlichen Standardabweichungen vom Mittelwert der trabekulären und kortikalen Apatitwerte für die Gruppe der Mittel-/Langstreckenläuferinnen, die anorektischen Patientinnen und die Probandinnen der Vergleichsgruppe aufgetragen.

Berücksichtigt man die Untersuchungen von Marcus et al. [30], wonach der Ausdauersport zu einem Zugewinn an Knochendichte führt, solange die Hormonproduktion nicht supprimiert ist (menstruierende Läuferinnen haben nach diesen Untersuchungen mit durchschnittlich 182 mg einen höheren Apatitgehalt als nichtsporttreibende Frauen mit 166 mg), sind unsere noch im Streubereich gelegenen Apatitäquivalentwerte in ihrer Tendenz schon als pathologisch zu betrachten und unsere erniedrigt gemessenen Apatitäquivalentwerte als stärker pathologisch zu bewerten. Die von der vorgenannten Arbeitsgruppe gefundene Verminderung der Knochendichte von amenorrhoischen Läuferinnen unter den Wert der Nichtsportlerinnen mit normalem Zyklus (151 mg amenorrhoische Läuferinnen, 166 mg Nichtsportlerinnen mit normalem Zyklus) ist hormondefizitbedingt, während der gegenüber amenorrhoischen Nichtsportlerinnen (121 mg) höhere Mineralgehalt der amenorrhoischen Läuferinnen (151 mg) den trainingsbedingten Gewinn widerspiegelt. Unter diesem Aspekt wären für unsere Probandinnen Knochendichtewerte zu erwarten, die im oberen Streubereich angesiedelt sind.

Dauer und Intensität des Hochleistungssports haben bei den von uns untersuchten Mittel- und Langstreckenläuferinnen, die alle Zyklusstörungen bis zur Amenorrhö aufweisen, zu erheblichen Störungen und teilweiser Suppression der Hormonproduktion geführt, so daß der normalerweise zu erwartende trainingsbedingte Gewinn für den Knochenstoffwechsel nicht eintritt. Die Untersuchungen von Drinkwater et al. [11] sowie Lindberg et al. [28] konnten zeigen, daß durch vermindertes Training, eine gesteigerte Zufuhr von Milchprodukten und Kalzium sowie durch eine Zunahme des Körpergewichts die Hormonsuppression reversibel ist und es nachfolgend zu einem Östradiolanstieg kommt. Nach Wiedereintreten der Menstruation maßen die Autoren bei den zuvor amenorrhoischen Athletinnen einen Knochendichteanstieg.

Große Bedeutung für Aufbau und Bestand des Knochenminerals der Hochleistungssportlerinnen kommt dem Beginn ihres Trainings in bezug zur Menarche zu. Je früher sie mit dem Leistungssport beginnen und je länger die Zyklusstörungen oder die Amenorrhö andauern, desto stärker ist die Tendenz zu verminderten Apatitäquivalentwerten, die nicht nur die Wirbelspongiosa, sondern auch die Wirbelkortikalis betreffen (s. Abb. 7). Dies zeigt die starke Beeinflussung des Knochenstoffwechsels durch Störung der zum Zeitpunkt der Pubertät besonders labilen Hormonsysteme, wodurch eine ausreichende Knochenmasse nicht aufgebaut werden kann. Stand hingegen durch späteren Trainingsbeginn ausreichend Zeit für den Aufbau spongiösen und kortikalen Knochens zur Verfügung, wie bei der 25jährigen Langstreckenläuferin (J.B.) beschrieben, wirkt sich selbst bei übermäßiger Trainingsintensität die Hormonstörung nicht so fatal auf die Knochenmasse aus wie bei frühem Trainingsbeginn um die Zeit der Menarche.

Betrachtet man bei dieser 25jährigen Sportlerin bei hochnormalen Apatitäquivalentwerten das makromorphologische Bild in Wirbelmitte (Abb. 9), zeigt sich im Vergleich zu einer gesunden postmenopausalen Frau allerdings eine beginnende Strukturauflockerung und Rarefizierung der Knochenbälkchen.

Dies unterstreicht die Notwendigkeit einer makromorphologischen Beurteilung am Ort der Knochendichtemessung zusätzlich zur „einfachen" Bestimmung eines Knochendichtewertes. Dies ist allein durch die quantitative Computertomographie möglich [44, 45].

Damit läßt sich möglicherweise frühzeitiger ein vermehrter Knochenumbau nachweisen, der über das normale Maß einer Osteopenie hinausgeht und in eine Osteoporose mündet.

Während sich eine eindeutige Abhängigkeit der Knochendichte vom wöchentlichen Trainingsumfang (Anzahl der Trainingseinheiten) nicht nachweisen läßt, besteht eine lockere Korrelation zwischen dem Knochenmineralgehalt und der Dauer der Trainingszeit in Jahren und damit auch der Dauer der Zyklusstörungen bzw. der Amenorrhö (s. Abb. 8). Je länger diese andauern, um so niedriger ist der trabekuläre und meist auch kortikale Knochenmineralgehalt.

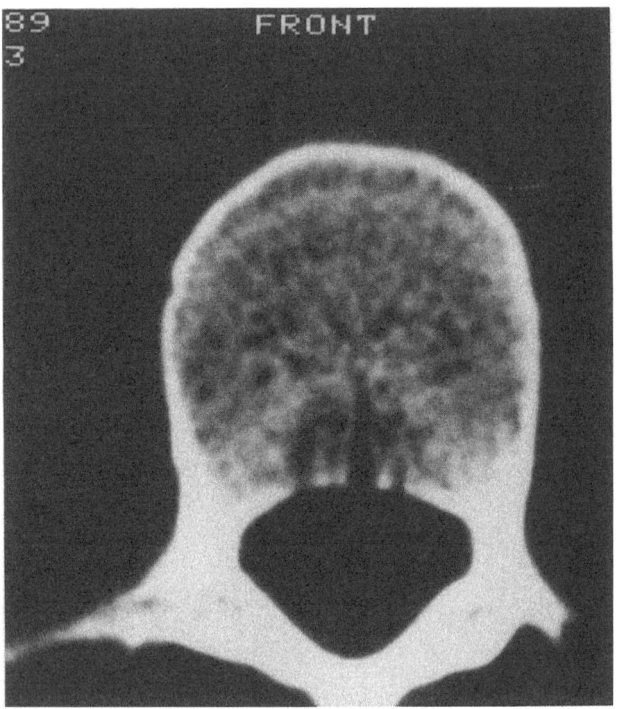

Abb. 9. Mittvertebrale Schicht einer 25jährigen Sportlerin mit hochnormalem Apatitäquivalentwert. Das makromorphologische Bild zeigt eine beginnende Strukturauflockerung und Rarefizierung der Knochenbälkchen

Interessant sind in diesem Zusammenhang die Einzelbeobachtungen an unseren Patientinnen mit Anorexia nervosa, bei denen die Knochendichteminderung überproportional stark die Wirbelspongiosa betrifft als sensitivere und reagiblere Komponente des Knochens.

Die Bedeutung der Dicke und Mineralisation der Kortikalis für die Festigkeit des Knochens und die Gefahr des Auftretens von Ermüdungsbrüchen am peripheren Skelett werden von Marcus et al. [30] diskutiert. Die geringgradig verminderte Mineralisation des Radius als nichttragendem Knochen bei amenorrhoischen Athletinnen kann ihrer Meinung nach auf eine verminderte kortikale Dichte hinweisen und zur Entstehung von Ermüdungsbrüchen im tragenden Knochen beitragen. Unsere Ergebnisse bei 7 Hochleistungsläuferinnen mit Ermüdungsbrüchen vermögen nicht mit

...indeutigkeit den Beitrag zu quantifizieren, den außer lokalen Faktoren am ...permäßig belasteten Fußskelett eine verminderte Kortikalmineralisation ...eim Auftreten von Ermüdungsbrüchen leistet.

Die als „Momentaufnahme" gemessene durchschnittliche bessere Minera...sation der Wirbelkortikalis bei unseren hormonsubstituierten und sonstigen ...äuferinnen ohne Ermüdungsbrüche sowie bei den Sportlerinnen anderer ...isziplinnen kann die Thesen über die Bedeutung und den Beitrag der ...ortikalis für die Entstehung von Ermüdungsbrüchen nicht absichern, da ...dividuell eine unterschiedliche Trainingsintensität, Trainingsdauer und ...yklusanamnese bestehen. Wertet man Einzelbeobachtungen, scheint eine ...ısreichende Kortikalismineralisation nicht vor dem Auftreten von Ermü...ıngsbrüchen zu schützen, sofern ein intensives Training zu starken lokalen ...elastungen am Fußskelett führt. Für die Dominanz *lokaler* Streßfaktoren ...i der Entstehung von Ermüdungsbrüchen bei Hochleistungsläuferinnen ...richt auch das deutliche Überwiegen der Fußwurzel- und Mittelfußkno...ıen, die am stärksten belastet sind. Die gute Kortikalismineralisation der ...ormonsubstituierten Probandinnen und die häufig schlechte Mineralisation ...i frühem Trainingsbeginn unterstreichen die Auswirkungen des Hormon...angels während der Pubertät auf bei Knochenkomponenten, von denen die ...abekuläre allerdings wesentlich stärker betroffen ist.

Ohne statistische Signifikanz zu erlangen, kann das durchschnittlich ...ringere Gewicht der Mittel- und Langstreckenläuferinnen (z. B. im Ver...eich zu den Hochleistungsradsportlerinnen) den Knochenmineralgehalt ...nergistisch negativ beeinflussen, wofür auch die ähnlichen Mechanismen ...i den Patientinnen mit Anorexia nervosa sprechen.

Welches *Fazit* ist aus unseren Knochendichtemessungen zu ziehen?

Jeder Ausdauersport führt zu einem Gewinn an Knochendichte, solange ...ne übertriebene Trainingsintensität nicht zu Zyklusstörungen bis zur ...menorrhö führt, obwohl auch dann noch im Vergleich zu amenorrhoischen ...rauen trainingsbedingt eine höhere Knochendichte erzielt wird. Beginnen ...e Leistungssportlerinnen der Laufdisziplinen ihr Training in engem zeitli...ıen Zusammenhang mit der Menarche, kann der regelrechte Aufbau des ...ıongiösen und kortikalen Knochens nicht in ausreichendem Maße stattfin...ɛn. Damit besteht nicht nur eine akute Gefährdung dieser Athletinnen ...ährend ihrer sportlichen Karriere, z. B. durch Ermüdungsbrüche. Da sie

Literatur

1. Angus RM, Eisman JA (1988) Osteoporosis: the role of calcium intake and supplementation. Med J Aust 148:630-633
2. Biller BMK, Saxe V, Herzog DB et al. (1989) Mechanisms of osteoporosis in adult and adolescent women with anorexia nervosa. J Clin Endocrinol Metab 68:548-553
3. Block JE, Genant HK, Black D (1986) Greater vertebral bone mineral mass in exercising young men. West J Med 145:39-42
4. a. Buchanan JR, Myers C, Lloyd T et al. (1988) Early vertebral trabecular bone loss in normal premenopausal women. J Bone Miner Res 3:583-587
4. b. Buchanan JR, Myers C, Lloyd T et al. (1988) Determinants of peak trabecular bone density in women: the role of androgens, estrogen, and exercise. J Bone Miner Res 3:673-680
4. c. Buchanan JR, Hospodar P, Myers C et al. (1988) Effect of excess endogenous androgens on bone density in young women. J Clin Endocrinol Metab 67:937-943
5. Cann CH (1987) Treatment of amenorrhea - associated bone loss. In: Genant HK (ed) Osteoporosis update. University of California Printing Services, pp 275-278
6. Cann CHE, Martin MC, Genant HK, Jaffe RB (1984) Decreased spinal mineral content in amenorrheic women. JAMA 251:626-629
7. Cann CE, Genant HK, Kolb FO et al. (1985) Quantitative computed tomography for prediction of vertebral fracture risk. Bone 6:1-7
8. Dalén N, Olsson KE (1974) Bone mineral content and physical activity. Acta Orthop Scand 45:170-174
9. Drexler G, Panzer W, Witenmann L et al. (1985) Die Bestimmung von Organdosen in der Röntgendiagnostik. Hoffmann, Berlin
10. Drinkwater BL, Nilson K, Chesnut CH et al. (1984) Bone mineral content of amenorrheic and eumenorrheic athletes. N Engl J Med 311:277-281
11. Drinkwater BL, Nilson K, Ott S et al. (1986) Bone mineral density after resumption of menses in amenorrheic athletes. JAMA 256:380-382
12. Felsenberg D (1988) Quantitative Knochenmineralgehaltsbestimmung mit der Zwei-Spektren-Computertomographie. Radiologe 28:166-172
13. Felsenberg D, Kalender WA, Banzer D et al. (1988) Quantitative computertomographische Knochenmineralgehaltsbestimmung. RÖFO 148:431-436
14. Gilsanz V (1987) Quantitative computed tomography in children. In: Genant HK (ed) Osteoporosis update. University of California Printing Services, p 181-185
15. Gilsanz V, Gibbens DT, Roe TF et al. (1988) Vertebral bone density in children: effect of puberty. Radiology 166:847-850
16. Golden N, Sacker IM (1984) An overview of the etiology, diagnosis and management of anorexia nervosa. Clin Pediatr (Phila) 23:209-214
17. Heaney RP (1988) Nutritional factors in bone health. In: Riggs BL, Melton LJ (eds) Osteoporosis: etiology, diagnosis and management. Raven, New York, pp 359-372
18. Holbrook TL, Barrett-Connor E, Wingard DL (1988) Dietary calcium and risk of hip fracture: 14-year-prospective population study. Lancet II:1046-1049
19. Isherwood J (1988) Neue Entwicklungen in der Computertomographie. In: Lissner J (Hrsg) Moderne Bildgebung - Stand der Technik. Überreuter Wissenschaft, Wien Berlin, S 16-23
20. Jacobson PC, Beaver W, Grubb SA et al. (1984) Bone density in women: college athletes and older athletic women. J Orthop Res 2:328-352

Radiologische Diagnostik der juvenilen Osteoporose 45

21. Kalender WA (1988) Neue Entwicklungen in der Knochendichtemessung mit quantitativer Computertomographie (QCT). Radiologe 28:173-178
22. Kalender WA, Klotz E, Suess C (1987) Vertebral bone mineral analysis: an integrated approach with CT. Radiology 164:419-423
23. Kalender WA, Felsenberg D, Louis O et al. (1989) Reference values for trabecular and cortical vertebral bone density in single and dual-energy quantitative computed tomography. Eur J Radiol 9:75-80
24. Kanders B, Lindsay R, Dempster D et al. (1984) Determinants of bone mass in young healthy women. In: Christiansen C (ed) Osteoporosis: proceeding of the Copenhagen Internat Symposium on Osteoporosis. Aalberg, Stiftsbogtryteken, pp 337-340
25. Kimmel PL (1984) Radiologic methods to exaluate bone mineral content. Helath and public policy committee, American college of physicians. Ann Intern Med 100:908-911
26. Korsten-Reck U, Reinbold WD, Breckwoldt M et al. (1988) Metabolische und hormonelle Veränderungen bei Leistungssportlerinnen im Radsport. In: Medau HJ, Nowacki PE (eds) Frau und Sport III. Perimed, Erlangen, S 121-130
27. Lane NE, Bloch DA, Jones HH et al. (1986) Long-distance running, bone density and osteoarthritis. JAMA 255:1147-1151
28. Lindberg JS, Powell MR, Hunt MM et al.(1987) Increased vertebral bone mineral in response to reduced exercise in amenorrheic runners. West J Med 146:39-42
29. Marcus R (1987) Menstrual function, exercise and bone mass in endurance athletes. In: Genant HK (ed) Osteoporosis update. University of California Printing Services, pp 271-273
30. Marcus R, Cann C, Madvig P et al. (1985) Menstrual function and bone mass in elite women distance runners. Ann Intern Med 102:158-163
31. Margulies JY, Simkin A, Leichter I et al. (1986) Effect of intense physical activity on the bone-mineral content in the lower limbs of young adults. J Clin Invest Surg 68-A:1090-1093
32. Marsh AG, Sanchez TV, Michelsen O et al. (1988) Vegetarian lifestyle and bone mineral density. Am J Clin Nutr 48:837-841
33. Montag M, Dören M, Meyer-Galander HM et al. (1988) Computertomographisch bestimmter Mineralgehalt in der LWS-Spongiosa. Radiologe 28:161-165
34. Nelson ME, Fisher EC, Catsos PD et al. (1986) Diet and bone status in amenorrheic runners. Am J Clin Nutr 43:910-916
35. Reinbold WD, Genant H, Reiser UJ et al. (1986) Bone mineral content in early-postmenopausal and postmenopausal osteoporotic women: comparison of measurement methods. Radiology 160:469-478
36. Riggs BL, Wahner HW, Dunn WL et al. (1981) Differential changes in bone mineral density of the appendicular and axial skeleton with aging. Clin Invest 67:328-335
37. Rigotti NA, Nussbaum SR, Herzog DB et al. (1984) Osteoporosis in women with anorexia nervosa. N Engl J Med 311:1601-1606
38. Ringe JD, Ibbekan F, Appen G von et al. (1986) Knochenmineralgehalt des Radius bei trainierten und untrainierten älteren Menschen. In: Dietsch P, Keck E, Kruse HP, Kuhlencordt F (Hrsg) Osteologia I. Akt. Ergebnisse der Osteologie. De Gruyter, Berlin New York, S 90-96
39. Rosenkranz G, Berndt L, Geißler S, Tellkamp H (1987) Die Strahlenbelastung von Linse und Gonaden bei ausgewählten CT-Untersuchungen. Digitale Bilddiagn 7:177-182

40. Rüegsegger P, Müller A, Dambacher MA et al. (1988) Knochenabbau bei Patientinnen mit Anorexia nervosa. Schweiz Med Wochenschr 118:233–238
41. Seeman E, Hopper JL, Bach LA et al. (1989) Reduced bone mass in daughters of women with osteoporosis. N Engl J Med 320:554–558
42. Smith EI, Reddan W, Smith PE (1981) Physical activity and calcium modalities for bone mineral increase in aged women. Med Sci Sports Exerc 13:60–64
43. Treasure JL, Russell GFM, Fogelman J et al. (1987) Reversible bone loss in anorexia nervosa. Br Med J 295:474–475
44. Weiske R (1990) Knochenmineralbestimmungen ohne CT-Morphologie? In: Schneider GH, Vogler E, Koćever J (Hrsg) Digitale Bildgebung – Interventionelle Radiologie – Integrierte digitale Radiologie. G. Grazer Radiologisches Symposium. Blackwell Ueberreuter Wissenschaft, Berlin, S 479–484
45. Weiske R, Guhl L (1988) Quantitative Knochenmineralbestimmung mittels CT: Fortschritte durch die Dual-Energy-Technik. Biomed Techn 33 (E): 253–254

Streßfrakturen: Biomechanische Abhandlung und deren therapeutische Konsequenzen

P. STEHLE, E. HILLE

In einer Zeit des zunehmenden Freizeitangebotes bei gleichzeitigem Rückgang der körperlichen Belastungen im Berufs- und Alltagsleben gewinnt der Freizeitsport neben dem Leistungssport einen immer größeren Stellenwert. Hieraus ergibt sich aus der Zunahme der Belastungsintensität sowie den monotonen Belastungsstrukturen im Leistungssport und im Freizeitsport die wachsende Bedeutung der Orthopädie in der Betreuung des Sportlers. Sie hat hierbei präventive, therapeutische und rehabilitative Funktionen wahrzunehmen.

Als Folge der zunehmenden Bedeutung sportlicher Aktivitäten, seien sie nun aus gesundheitlichen Aspekten oder freizeitgestaltend durchgeführt, wird eine Zunahme orthopädischer Krankheitsbilder beobachtet. Dabei lassen sich die akuten von den chronischen unterscheiden. Eines der chronischen Krankheitsbilder ist die Streßfraktur.

Bereits 1855 beschrieb Breithaupt (zit. nach Commandré et al. 1989) das Phänomen der Streßfraktur. Er konnte bei jungen Rekruten der preußischen Armee feststellen, daß diese besonders nach langdauernden Marschbelastungen über Schmerzen im Bereich der Füße klagten. Als Folge der Überlastung hatten sie sich „Marschfrakturen" im Bereich der Mittelfußknochen zugezogen. Untermauert wird die Bedeutung der Überlastung als Ursache für die Streßfraktur durch neuere Berichte von Swissa et al. (1989) und Volpin et al. (1989), welche ebenfalls ein gehäuftes Auftreten von Streßfrakturen bei israelischen Rekruten beschreiben. Im Gegensatz zu Breithaupt stellen sie jedoch eine Verschiebung der Lokalisation vom Bereich der Os metatarsalia zum Bereich der Tibia und des Femurs fest. Die Erklärung hierfür dürfte in der Veränderung des Belastungsprofils zu sehen sein.

Bei der Lokalisation der Streßfrakturen ergeben sich bei Volpin et al. (1989) sowie Walter und Wolf (1977) Verteilungsmuster, wie in Abb. 1. dargestellt.

Zum Verständnis über die therapeutischen Maßnahmen im Sinne der Prävention, Akuttherapie und Rehabilitation ist es notwendig, etwas über die Ätiologie und Biomechanik der Streßfraktur zu erfahren.

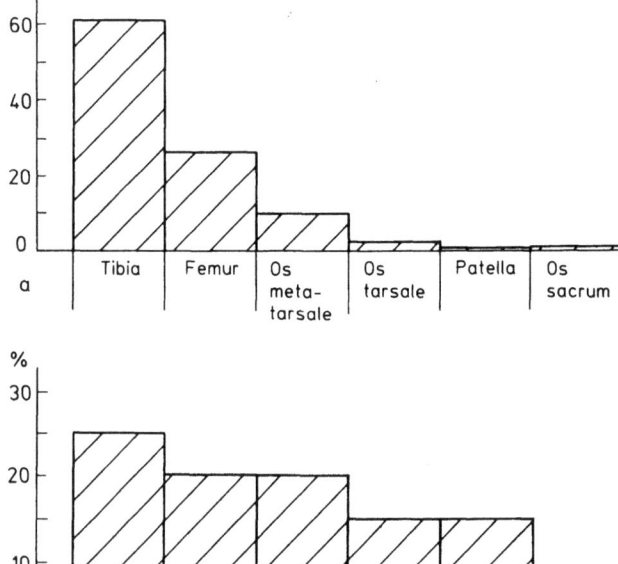

Abb. 1 a, b. Verteilungsmuster bei Streßfrakturen auf die einzelnen Skelettabschnitte. (Nach Volpin et al. 1989, **a**, und nach Walter u. Wolf 1977, **b**)

Der Knochen als ein Element des Bewegungsapparates unterliegt internen und externen Faktoren, welche auf die mechanischen und geometrisch-morphologischen Parameter des Knochens einwirken:

Interne Faktoren sind:

Hormonstatus,
Elektolytgehalt,
Geschlecht,
anatomische Fehlform.

Externe Faktoren sind:

Belastungsintensität,
Belastungsdauer,
Belastungsumfang,
Koordination,
Gelände,
Sportgerät,
Regeneration,
Ernährung.

Streßfrakturen: Biomechanische Abhandlung 49

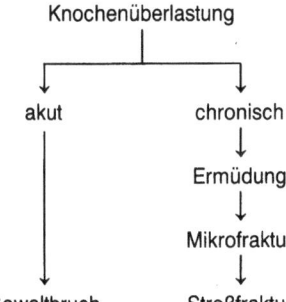

Abb. 2. Reaktionen des Knochens auf Überlastungen. (Nach Schuchardt 1981)

Beim Entstehen einer Streßfraktur, welche eine Reaktion auf eine chronische Fehlbelastung (Abb. 2) darstellt, wirken die oben genannten Faktoren im Einzelfall mit unterschiedlicher Gewichtung ein. Jeder Faktor kann für sich allein und im Zusammenwirken mit anderen Faktoren zur Provokation einer Streßfraktur beitragen, indem er zu einem Mißverhältnis zwischen der Belastbarkeit des Knochens und der einwirkenden Belastung führt.

Wie andere biologische Systeme unterliegt auch der Knochen dem Prinzip der funktionellen Anpassung, indem er sich der jeweiligen Belastung durch Atrophie oder Hypertrophie anzupassen vermag. Diese Hypertrophie, d. h. belastungsinduzierte Adaptation des Knochens kann sich in Form von sog. Shin splints, d. h. Knochenhautreizungen, äußern. Ist die äußere Belastungseinwirkung größer als die adaptative Reaktion des Knochens, kann sich ein Ermüdungsbruch entwickeln. In 90% der Fälle beobachten wir Shin splints und Ermüdungsbrüche der langen Röhrenknochen im metaphysären Knochenabschnitt, wobei Sportart und Trainingszustand des Athleten eine Rolle zu spielen scheinen. Ein durchtrainierter Ballettänzer zieht sich eher einen diaphysären Ermüdungsbruch, ein nicht durchtrainierter oder muskulär überbelasteter Jogger dagegen einen metaphysären Ermüdungsbruch zu. Offensichtlich dürfen wir bei der Ätiologie des Ermüdungsbruchs den Knochen nicht isoliert betrachten, sondern müssen ihn als ein Element des Verbundsystems Muskulatur – Sehne – Knochen betrachten.

Bei experimentellen Studien, die zum Verständnis der biomechanischen Wirkungen beitragen, läßt sich das Verbundsystem Muskulatur – Sehne – Knochen nicht in seiner Gesamtheit untersuchen. Wir haben daher den Knochen als ein Element herausgegriffen und seine belastungsinduzierten Reaktionen untersucht:

Jede Änderung der Belastung auf den Knochen bewirkt Reaktionen der inneren Struktur sowie der geometrischen Verhältnisse (Abb. 3).

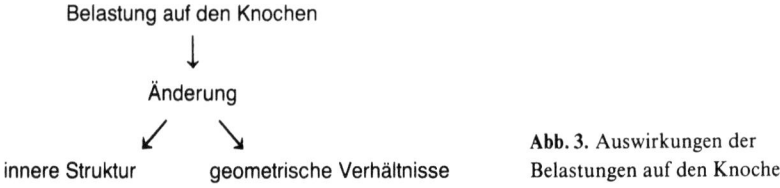

Abb. 3. Auswirkungen der Belastungen auf den Knochen

Um Aussagen über die belastungsinduzierte Stabilitätsanpassung des Knochens machen zu können, sollte man die Veränderungen der biomechanischen Parameter betrachten.

Wir führten in einer Versuchsreihe an Meerschweinchen unter standardisierten Bedingungen eine Mehrbelastung durch. Hierzu wurde an einem Vorderlauf der Tiere die Ulna teilreseziert, und die Tiere wurden postoperativ auf einem Laufband einem genau definierten Lauftraining von 1 h Dauer pro Tag ausgesetzt. Das Lauftraining betrug 15, 30, 45 und 60 Tage.

Nach Tötung der Tiere wurden die Radii – einmal der mehrbelastete und zum anderen der normalbelastete – geometrisch vermessen und holographiert. Hierbei zeigte sich eine Zunahme des Durchmessers an den mehr belastenden Radii. Bei einer Versuchsdauer von bis zu 60 Tagen ließen sich belastungsinduzierte Anbauprozesse sowohl diaphysär wie metaphysär nachweisen, Umbauprozesse waren dagegen nur metaphysär zu erkennen. Eine Anpassungshypertrophie scheint als Reaktion auf eine adäquate Mehrbelastung gesichert. Auch scheint die geometrische Anpassung schneller einzusetzen als jene auf molekularer Ebene. Der Anpassungsvorgang schreitet so lange fort, bis der Sollwert der Spannung am Knochen das Ausgangsniveau erreicht hat. Diese Spannung am Knochen wird als Regelgröße angesehen, deren Wert auf einem spezifischen Niveau zu halten ist. Im Rahmen der funktionellen Anpassung zeigt sich bei einer Reduktion der Belastung, z. B. in Form einer Inaktivität oder Entlastung durch operative bzw. konservativ therapeutische Eingriffe, ein gegensinniger Effekt.

Geht man die Problemstellung aus der Sicht der Mechanik an, so läßt sich feststellen, daß bei fast allen mechanischen Belastungen die Kräfte exzentrisch, d. h. außerhalb des Zentrums, auf die knöchernen Strukturen wirken. Die auf den Knochen wirkenden Kräfte teilen sich in Druck- und Zugspannung auf. Darüber hinaus wirken die Kräfte über Kraftlinien in bestimmten Achsen. Der Knochen baut sich an den Stellen auf, an denen er einer von außen wirkenden Kraft einen Widerstand entgegenbringen muß. Die Folge ist eine Veränderung der Lage des Hauptachsensystems.

Die funktionelle Anpassung ist jedoch nicht zu jedem Zeitpunkt der Mehrbelastung mit einer Qualitätsverbesserung gleichzusetzen. Unter Mehrbelastung nimmt zu Anfang der Belastungsphase die Biegesteifigkeit ab. Mit Abnahme der Biegesteifigkeit nimmt die Qualität des Knochens ab. Die strukturellen Umbauvorgänge des Knochens unter Mehrbelastung bedeuten also zunächst keine Qualitätsverbesserung bzw. keine Qualitätserhaltung seiner dynamisch-mechanischen Eigenschaften. Die ursprüngliche Qualität scheint erst nach einem wesentlich längeren Zeitraum der Mehrbelastung erreicht zu werden. Der genaue Zeitpunkt ist experimentell nicht nachzuweisen. Zuvor paßt sich die Muskulatur an die veränderten Belastungsparameter an.

Aus den aufgeführten Aspekten über die Ätiologie der Streßfraktur und den biomechanischen Parametern ergibt sich unser therapeutisches Konzept für die Prävention, Akuttherapie und Rehabilitation. Es folgt dem Prinzip der Belastungsentlastung des Knochens mit der Konsequenz, den Trainingsaufbau zu modifizieren. Dies beinhaltet das Aufarbeiten konditioneller Schwächen (Kraft, Flexibilität, Koordination, Ausdauer), welche für die Entstehung einer Streßfraktur mitverantwortlich sind.

Bei Beginn eines sportlichen Trainings bzw. einer Trainingsperiode sollte ein gründlicher Check-up des Athleten durchgeführt werden. Dabei ist das Betreuerteam, Trainer und Arzt gefordert.

Neben der Austestung konditioneller Fähigkeiten und Fertigkeiten, die auf das System Muskulatur – Sehne – Knochen einwirken, wie Kraft, Ausdauer, Schnelligkeit, Flexibilität, Koordination, steht die orthopädisch-mechanische Bewegungsanalyse.

In die orthopädische Bewertung hat ferner die Beurteilung des Gesamtkörperstatus miteinzugehen. Sie berücksichtigt anatomische Fehlstellungen und konditionelle Fertigkeiten des Athleten. Wichtig hierbei ist, daß sich der Arzt dessen bewußt ist, daß eine orthopädische Beurteilung nicht nur eine statische Überprüfung umfassen darf, vielmehr müssen durch gezielte Bewegungsanalysen die Belastungsreaktionen des Bewegungsapparates herausgearbeitet und auf ihre Bedeutung hin untersucht werden. Dadurch gewinnt die biomechanische Beurteilung eine völlig neue Gewichtung. Verfolgte sie in der Vergangenheit mehr die Parameter einer Leistungsdiagnostik, so ist sie nun gefordert, spezifische Fehlbelastungen oder Überbelastungen herauszuarbeiten. An dieser Stelle sei speziell für den Läufer auf die Bedeutung des oberen Sprunggelenks während eines Bewegungsablaufs hingewiesen. Wir haben für diese Form der Analyse den Begriff des Malleolenwinkels (Winkel, der die Horizontale und die Verbindungslinie von Innen- und Außenknöchel einschließt) eingeführt. Er gestattet es uns, das

Verhalten des oberen Sprunggelenks während des Bodenkontakts z. B. beim Laufen, zu beurteilen.

Durch eine Fehlbelastung, wie sie beim „over pronated foot" (bei Belastung überpronierter Fuß) auftritt, werden den Überbelastungsschäden provoziert (s. Übersicht). Die Erklärung liegt in einer erhöhten muskulären Belastung, da versucht wird, Fehlstellungen muskulär auszugleichen. Dadurch kommt es jedoch zu einer verstärkten Ermüdung der Muskulatur. Durch den Wegfall der muskulären Pufferung werden die auftretenden Kräfte über die Sehnen voll auf den Knochen übertragen.

Überbelastungsschäden durch die Fehlbelastung des „over pronated foot" (Fuß in extrem pronierter Stellung)

Am Weichteilgewebe:
- Achillotendinitis,
- Fasciitis plantaris,
- Tendinitis M. tibialis posterior.

Am Knochengewebe:
- Streßfraktur,
- Apophysitis calcanei.

Als therapeutischer wie präventiver Ansatz ist dabei auch der Einfluß unterschiedlicher Sportschuhmodelle bzw. ausgleichender Einlagen auf das mechanische Belastungsprofil des Bewegungsablaufs zu diskutieren. So kann eine Einlage mit Supinationskeil das Belastungsprofil des „over pronated foot" reduzieren. An gleicher Stelle sei jedoch vor der Einstellung gewarnt, der Arzt habe hiermit seine Pflicht getan. Der Sportschuh bzw. die Einlage stellen nur ein Hilfsmittel im Gesamtkonzept dar.

Bei der Betreuung durch den Arzt muß auch auf die muskuläre Komponente bezüglich Maximalkraft und Kraftausdauer geachtet werden. Bei bestehenden Defiziten ist ein gezieltes Krafttraining durchzuführen. Die Grundvoraussetzung dabei ist wiederum die intensive Zusammenarbeit zwischen Athlet, Trainer und Arzt, denn nicht jede Trainingform und nicht jedes Trainingsgerät ist hierfür geeignet. Sind diese Voraussetzungen erfüllt, tritt der Trainer mehr in den Vordergrund des Gesamtkonzepts, wobei der Arzt jedoch nicht aus seiner Pflicht entlassen ist. Vom Trainer sind beim Trainingsaufbau nach einer Streßfraktur die Trainingsinhalte und Trainingsbedingungen auf ihre Wertigkeit und Güte hin zu überprüfen. Dabei ist in Zusammenarbeit mit dem Arzt v. a. auf folgendes zu achten:

konditionelle Fertigkeiten,
Belastungsdauer,
Belastungsintensität,

Regeneration,
Trainingsgelände,
Trainingsgerät und
Bodenbeschaffenheit.

Auf die Problematik z. B. einer harten Trainingsunterlage oder der Technik des Ballenlaufens sei an dieser Stelle nur hingewiesen. Die dabei notwendige Stabilisierung des Rückfußes in 3 Ebenen bewirkt eine erhöhte mechanische Belastung des aktiven wie passiven Bewegungsapparates im Gegensatz zum Fersenläufer, der den Rückfuß in 2 Ebenen stabilisieren muß.

Ist es jedoch zur Streßfraktur gekommen, umfaßt eine den Anforderungen des Sportlers genügende Therapie 3 Grundpfeiler. Sie beinhaltet zum einen die klassische ärztliche Therapie mit Ursachenbeseitigung und Symptombehandlung, daneben jedoch auch die Suche nach der Ursache im Trainingsinhalt.

Die Akuttherapie beinhaltet die nachfolgend aufgeführten Aspekte:

Behandlungsschema der Streßfraktur in Abhängigkeit zur Lokalisation

Metaphysärer Bruch:
- keine Entlastung,
- Verbesserung der Funktionsfähigkeit des Verbundsystems Muskulatur – Sehne.

Diaphysärer Bruch:
- Entlastung (Bruchgefahr), Dauer nach Röntgenbild,
- Verbesserung der Funktionsfähigkeit des Verbundsystems Muskulatur – Sehne,
- evtl. Osteosynthese.

Demnach erfordert die Lokalisation der Streßfraktur unterschiedliche therapeutische Maßnahmen:

Beim Bruch im Metaphysären ist i. allg. keine Entlastung notwendig. Nur bei besonders vorsichtiger Vorgehensweise empfiehlt sich eine Entlastung bis zu 3 Wochen. Von größter Wichtigkeit ist vielmehr die Verbesserung der Funktionsfähigkeit des Verbundsystems Muskulatur – Sehne sowie deren mittelbar und unmittelbar beeinflussender Faktoren. Darunter versteht man das systematische Aufarbeiten konditioneller Schwächen (Kraft, Ausdauer, Flexibilität, Koordination). Gleichzeitig sollten die bisherigen Trainingsinhalte kritisch überarbeitet werden in bezug auf Trainingsintensität und -quantität sowie die regenerativen Maßnahmen, um nicht nach Abklingen der Beschwerdensymptomatik wieder alte ursächliche Belastungsstrukturen auf den Organismus einwirken zu lassen. Parallel hierzu hat eine biomechanische Belastungsanalyse zu erfolgen. Dabei sollten externe Faktoren (Laufschuh, Bodenbeschaffenheit, Geländeprofil) mit einbezogen werden.

Liegt ein diaphysärer Bruch vor, so ist die Entlastung die erste therapeutische Maßnahme. Je nach Ausprägungsgrad und Therapieresistenz muß eine osteosynthetische Versorgung in Erwägung gezogen werden. Die Dauer der Entlastung richtet sich nach den Ergebnissen der Röntgenkontrollen (erstmals nach ca. 3 Wochen). Erst bei ausreichender knöcherner Ausheilung ist mit der Wiederaufnahme einer Belastung zu beginnen. Begleitend erfolgt auch hierbei das Aufarbeiten von konditionellen Defiziten zur Verbesserung der Funktionsfähigkeit des Verbundsystems Muskulatur – Sehne sowie das Erarbeiten eines biomechanischen Belastungsprofils.

Mehr als in der Vergangenheit müssen bei der Durchführung von Trainingsmaßnahmen die Faktoren *Regeneration* und *biomechanische Belastungsanalyse* mit einbezogen werden.

Im Anschluß an die Akuttherapie tritt der Athlet in die Rehabilitations- bzw. Sekundärpräventionsphase ein. Dabei sind die bereits oben erwähnten Aspekte weiterhin von Bedeutung.

Abschließend sei festgestellt, daß in der orthopädischen Betreuung des Athleten, nicht nur unter dem Gesichtspunkt der Streßfraktur, eine neue Dimension gefunden werden muß, die trainingsbegleitend in enger Zusammenarbeit mit dem Trainingsteam (Trainer, Betreuer und Athlet) zu erfolgen hat. Auch die Biomechanik gewinnt eine neue Gewichtung und neue Inhalte.

Literatur

Commandré FA, Argenson C, Bouzayen et al. (1989) Prinzipien der Diagnostik und Therapie traumatischer Verletzungen. In: Dirix A, Knuttgen HG, Tittel K (Hrsg) Olympia-Buch der Sportmedizin. Deutscher Ärzte-Verlag, Köln, S 339–348

Schuchardt E (1981) Streßfrakturen der unteren Extremität. In: Rieckert H (Hrsg) Sport an der Grenze menschlicher Leistungsfähigkeit. Springer, Berlin Heidelberg New York, S 113–125

Swissa A, Milgrom C, Giladi M et al. (1989) The effect of pretraining sports activity on the incidence of stress fractures among military recruits: A prospective study. Clin Orthop Rel Res 245:256–260

Volpin G, Milgrom C, Goldsher D, Stein H, Phil D (1989) Stress fractures of the sacrum following strenuous activity. Clin Orthop Rel Res 243:184–188

Walter NE, Wolf MD (1977) Stress fractures in young athletes. Am J Sports Med 5:165

Hormonsubstitution bei juveniler Osteoporose

E. KELLER, K.-H PFEIFFER, K. G. WURSTER

Sportliche Belastungen können das Endokrinium der Frau so weit beeinflußen, daß Zyklusstörungen bis hin zum völligen Ausbleiben der Menstruation (Amenorrhö) auftreten. Als kritische Faktoren für diese Zyklusstörungen werden u. a. diskutiert: Ausmaß von Streß und Energieverbrauch im Training oder Wettkampf sowie ferner die Reduktion des Gesamtkörperfettes.

Wahrscheinlich sind mehr sporttreibende Frauen von diesen Zyklusstörungen betroffen als allgemein angenommen wird. Man schätzt, daß etwa 2/3 aller Frauen, die regelmäßig Laufsport betreiben, solche Zyklusstörungen aufweisen.

Unter akuter körperlicher Belastung – sei es im Training oder im Wettkampf – kommt es bei den Sportlerinnen zu charakteristischen Hormonveränderungen. Während man normalerweise erniedrigte Gonadotropine und Östrogene findet, sind die Plasmaspiegel von Prolaktin, Wachstumshormonen, Testosteron, Endorphinen, ACTH und adrenalen Steroiden erhöht.

Wie bei der postmenopausalen Frau führen erniedrigte Östrogenspiegel auch bei jungen Frauen nicht nur zu den bekannten klinischen Symptomen des Östrogenmangels (z. B. Zyklusstörungen, Kolpitis, Dyspareunie, Dysurie), sondern auch zur Osteoporose. Zwangsläufig besteht für diese Frauen auch ein erhöhtes Risiko für sog. Ermüdungsbrüche.

Möglicherweise haben die erhöhten Prolaktinspiegel neben den erniedrigten Östrogenen einen zusätzlichen direkten negativen Effekt auf die juvenile Ostcoporose.

Zur Behandlung der juvenilen Osteoporose sind mehrere Ansätze möglich. Eine Einschränkung von Training und Wettkämpfen sowie die damit verbundene Reduktion von Streß und Energie führen meistens zu einem raschen Anstieg des Körpergewichts und zur Normalisierung der endokrinen Funktionen. Dieser Weg kommt jedoch normalerweise für die Hochleistungssportlerinnen nicht in Frage. Hier bietet sich – wie bei der postmenopausalen Frau – die Hormonsubstitution mit Östrogen-Gestagen-Kombinationspräparaten an.

Die Wirkungsweise der Östrogene und Gestagene ist vielschichtig. So steigern Östrogene beispielsweise die Kalziumaufnahme. Östrogene und Gestagene bewirken gemeinsam bis zu einem gewissen Grad eine Knochenneubildung. Wie Östrogene und Gestagene vor Knochenabbau schützen, ist letztlich noch nicht bekannt.

Die Hormonsubstitution zur Osteoporoseprophylaxe und/oder -therapie kann prinzipiell nicht nur oral, sondern auch parenteral (i.m., i.v.), transdermal (als Plaster oder Gel) oder topisch (z. B. als Vaginalcreme oder Ovula) erfolgen.

Bei der Sportlerin bietet sich – insbesondere bei gleichzeitigen Kontrazeptionswunsch – die orale Applikation der Östrogen-Gestagen-Kombination an, z. B. in Form einer Antibabypille. Dabei sollte normalerweise eine sog. Mikropille, d. h. eine Pille mit einem Östrogengehalt von ca. 30 µg Äthinylöstradiol, verabreicht werden.

Grundsätzlich kann auch ein Postmenopausenpräparat verordnet werden, das neben den Gestagenen sog. natürliche Östrogene enthält. Diese Präparate haben allerdings keinen sicheren kontrazeptiven Effekt.

Als Östrogenschwellendosen, die die Knochenmasse erhalten, gelten Tagesdosen von etwa 0,6 mg „konjugierten Östrogenen" (Östronsulfat) oder 2 mg Östradiol (sog. natürliche Östrogene) bzw. 10 µg Äthinylöstradiol (synthetisches Östrogen). Östriol, das schwächste der sog. natürlichen Östrogene, eignet sich nicht zur Osteoporoseprophylaxe oder -therapie.

Alle genannten Substanzen sind hochwirksame Hormone. Sie dürfen nur von einem Arzt verordnet und nur unter ärztlicher Überwachung eingenommen werden.

Fazit: Die Reduktion der Knochenmasse junger amenorrhoischer Sportlerinnen mit Östrogenmangel ist vergleichbar mit der Reduktion der Knochenmasse postmenopausaler Frauen. Entsprechend sollte eine zyklische Hormonsubstitution mit Östrogenen und Gestagenen möglichst frühzeitig erfolgen.

Diese zyklische Hormonsubstitution mit der damit verbundenen Abbruchblutung sollte nach den Bedürfnissen der Sportlerinnen – insbesondere im Hinblick auf Wettkämpfe – ausgerichtet werden.

Literatur

Speroff L, Glass RH, Kase NG, Bohnet HG (Hrsg) (1989) Gynäkologische Endokrinologie und steriles Paar. Diesbach, Berlin
Wurster KG (1986) Einfluß von Leistungssport auf das endokrine System der Frau. Springer, Berlin Heidelberg New York Tokyo
Wurster KG, Keller E (1985) Endokrine Regulation und Frauenhochleistungssport. Springer, Berlin Heidelberg New York Tokyo
Wurster KG, Keller E (1988) Frau im Leistungssport. Springer, Berlin Heidelberg New York London Tokyo

Leistungsgerechte Ernährung für Ausdauersportlerinnen

G. SCHLIERF

Neben bedarfsgerechtem Training und einer entsprechenden psychischen Einstellung ist eine vollwertige Ernährung eine wichtige Grundlage für sportliche Leistungsfähigkeit. Ernährungsprobleme im Sport sind vor dem Hintergrund der allgemeinen Ernährungssituation zu sehen. Im folgenden sollen demnach

1) die Ernährungsgewohnheiten in der Bundesrepublik Deutschland mit den entsprechenden Empfehlungen zur Nährstoffzufuhr verglichen werden und
2) ggf. spezifische Probleme bei Ausdauersportlerinnen skizziert werden.

Ernährungsgewohnheiten bei 20- bis 40jährigen Frauen

Tabelle 1 zeigt eine Gegenüberstellung von „Ist" und „Soll" in der Ernährung von 20- bis 40jährigen Frauen. In den 3 Spalten sind jeweils die verfügbaren Mengen nach dem Ernährungsbericht 1984 [2], der Verzehr nach 24-Stunden- bzw. 7-Tage-Protokollen [1] und die Empfehlungen zur Nährstoffzufuhr der Deutschen Gesellschaft für Ernährung (DGE; [3]) gegenübergestellt. Es ist ersichtlich, daß beim Vergleich der verfügbaren Menge mit den Empfehlungen ausreichend bis viel Energie, Eiweiß und Fett zur Verfügung stehen und Kohlenhydrate, Eisen und Kalzium in zu geringen Mengen, wie dies beim Vergleich der Verzehrdaten mit den Empfehlungen noch stärker zutagetritt. Neben dem in der Öffentlichkeit immer wieder angesprochenen „Zuviel" gibt es demnach gerade bei der hier interessierenden Gruppe, nämlich den jungen Frauen, wie im Ernährungsbericht 1988 [4] besonders betont, auch mögliche Mangelsituationen. So liegt beispielsweise bei 10–15% der Frauen die Zufuhr von Kalzium, Vitamin B_1 oder Vitamin C unter 50% der DGE-Empfehlungen (Ca 10,7%, Vitamin B_1 10,2%, Vitamin C 14,9%). Bestimmt man die Häufigkeit einer unsicheren Bedarfsdeckung mit Vitaminen und Eisen durch Messung entsprechender Parameter im Blut, so läßt sich aus dem Ernährungsbericht 1988 die Tabelle 2 zusammenstellen. Demnach sind für Eisen

Tabelle 1. Ist und Soll in der Ernährung von 20- bis 40jährigen Frauen

	Verfügbar (Ernährungsbericht 1984)	Verzehr (24-Stunden-/ 7-Tage-Protokoll)	Empfehlungen (Deutsche Gesellschaft für Ernährung 1985)
Energie [kcal]* ohne Alkohol	2688	1864/1985	2200
Eiweiß [g]	83	61/ 63	45
Fett [g]	118	92/ 98	ca. 70
Kohlenhydrate [g]	293	175/ 187	ca. 340
Alkohol [g]	34	22	–
Fe [mg]	13	13/ 14	18
Ca [mg]	750	615/ 610	800

*1 kcal ≙ 4,19 kJ.

Tabelle 2. Häufigkeit einer unsicheren Bedarfsdeckung mit Eisen (Fe) und Vitaminen (18- bis 24jährige Frauen. Ernährungsbericht 1988)

	[%]	Wichtige Quellen
Fe	5,1%	Fleisch, Leber, Gemüse, Hülsenfrüchte
Vitamin A	5,8%	Leber, Gemüse
Vitamin E	9,1%	Fast alle Lebensmittel
Vitamin B_1	5,3%	Fleisch, Getreide, Hülsenfrüchte, Kartoffeln
Vitamin B_2	7,8%	Milch, Fleisch, Getreide
Vitamin B_6	10,7%	Fleisch, Milch, Getreide, Kartoffeln
Folsäure	27,5%	Gemüse, Brot, Kartoffeln, Fleisch

und Vitamine Meßwerte im Bereich einer unsicheren Bedarfsdeckung zwischen 5 und 27% festgestellt worden. Die Tabelle zeigt auch für die jeweiligen Nährstoffe wichtige Quellen. Zusammenfassend kommt es also, wohl durch das derzeit herrschende Schlankheitsideal, angesichts eines allgemeinen Bewegungsmangels zu einer insgesamt geringen Energiezufuhr und damit zu einer bezüglich verschiedener Nährstoffe problematischen Versorgung bei der Gruppe junger Frauen. Die Maßnahmen zur Abhilfe sind im Prinzip einfach: ein Mehr an körperlicher Bewegung ermöglicht die Aufnahme größerer Mengen von Lebensmittel ohne die Gefahr einer

Leistungsgerechte Ernährung für Ausdauersportlerinnen 61

unerwünschten Gewichtszunahme, und eine vielseitige Lebensmittelwahl entsprechend den 10 Regeln für eine vollwertige Ernährung [5] der DGE mit Betonung des Konsums nährstoffdichter Lebensmittel beseitigt potentielle Mangelsituationen.

Ernährung bei Ausdauersport

Interessanterweise zeigen sportphysiologische Untersuchungen, daß gerade die Ernährung, die als vernünftige und vollwertige Kost, insbesondere unter dem Gesichtspunkt der Prophylaxe von Herz-Kreislauf-Erkrankungen, der Bevölkerung insgesamt empfohlen wird, auch die beste Grundlage für körperliche Leistungsfähigkeit darstellt: Es ist dies, bei jeweils bedarfsgerechter Energiezufuhr, eine fettarme und damit kohlenhydratbetonte Kost, deren Realisierung die Beschränkung bei tierischen Lebensmitteln und eine Vermehrung des Verbrauchs pflanzlicher Lebensmittel beinhaltet [6]. Nachdem, entgegen manchmal geäußerter Meinung, ein erhöhter Bedarf an Mineralstoffen und Vitaminen beim Sporttreibenden durch den infolge des gesteigerten Energiebedarfs höheren Lebensmittelkonsum mindestens gedeckt oder sogar überkompensiert wird, sind hier spezifische Probleme nicht zu erwarten. Auch die oft kontrovers diskutierte Eiweißzufuhr ist in der üblichen Ernährung so hoch, daß Reserven für Muskelaufbau beim Training ohne Supplemente gegeben sind. Auch die Salzbilanz (s. folgende Übersicht), in der Bundesrepublik Deutschland mit Zufuhrwerten von 8–15 g/Tag viel zu hoch, läßt sich durch zusätzlichen Sport ohne zusätzliche Natriumzufuhr nur verbessern.

Salzbilanz [g/Tag], 20- bis 40jährige Frauen

Brot und Backwaren	2,37
Fleischwaren	0,81
Käse	0,36
Andere	0,18
Koch- und Speisesalz	4,78
Gesamt	8,80

Ganz zweifellos ist bei manchen Ausdauersportlerinnen, insbesondere im Bereich des Langstreckenlaufs, eine Gefährdung durch die Zielvorgabe eines zu geringen Körpergewichts und eine dadurch bedingte zu niedrige Energiezufuhr gegeben. In solchen Fällen ist dann auch die Kalziumbilanz oft besonders ungünstig. Dies führt in Bereiche des Leistungssports, in denen Gesundheitsgefahren nicht nur vom überbeanspruchten Skelettsystem, sondern auch von einer oft über Jahre hinweg praktizierten Mangelernährung herrühren.

In der Praxis läßt sich richtige Ernährung bei Ausdauersport durch die Einhaltung der „10 Regeln für eine vollwertige Ernährung" (DGE) realisieren. Für die Kontrolle einer ausreichenden Energiezufuhr (oft > 4000 kcal ≈ 16759 kJ!) genügt die Waage. Zur zeitlichen Abstimmung von Sport (Training) und Essen gibt Strauzenberg [6] folgende Tips:

1) Keine Anstrengung bei völlig leerem Magen – Abstand zur letzten (fettarmen) Mahlzeit $2^{1}/_{2}$–3 h.
2) In Wettkampfpausen Ersatz von Flüssigkeit und Energie, z. B. auch durch Getränke.
3) Nach dem Wettkampf Ersatz von Flüssigkeit; nach 2–3 h eine kleinere kohlenhydratreiche Mahlzeit (Suppe, Pudding, Reis etc.), nach 4–6 h die richtige Mahlzeit (keine blähenden Speisen am Abend!)

Folgende Bücher sind nützlich:

Biener K, Schudel W, Albonico H, Albonico G (1985) Sport und Ernährung, 4. Aufl. Habegger, Derendingen
Konopka P (1985) Sporternährung. BLV Verlagsgesellschaft, München Wien Zürich
Nöcker J (1983) Die Ernährung des Sportlers, 3. Aufl. Hofmann, Schorndorf

Zusammenfassend sei festgestellt: Mit dem derzeit in unserem Land verfügbaren reichhaltigen Lebensmittelangebot ist eine vollwertige Ernährung bei Beachtung weniger Regeln problemlos realisierbar. Die Versorgung mit essentiellen Nährstoffen, bei jungen Frauen oft unbefriedigend, wird im Prinzip durch Ausdauersport erleichtert. So ermöglicht Sport eine vollwertige Ernährung und profitiert umgekehrt von dieser. Zweifellos sollten alle Bürgerinnen und Bürger, insbesondere aber auch Sportlerinnen, mehr Wissen über eine richtige Ernährung erwerben, um Trainings- und Ernährungsplan im Sinn der erwünschten Leistungsfähigkeit aufeinander abstimmen zu können.

Literatur

1. Arab L, Schellenberg B, Schlierf G (1981) Ernährung und Gesundheit. Beiträge zur Infusionstherapie. Karger, Basel
2. Deutsche Gesellschaft für Ernährung (1984) Ernährungsbericht
3. Deutsche Gesellschaft für Ernährung (^{4}1985) Empfehlungen zur Nährstoffzufuhr
4. Deutsche Gesellschaft für Ernährung (1988) Ernährungsbericht
5. Deutsche Gesellschaft für Ernährung (1989) 10 Regeln für eine vernünftige Ernährung.
6. Strauzenberg SE, Schneider F, Donath R, Zerbes H, Köhler E (1979) The problem of dieting in training and athletic performance. Bibl Nutr Dieta 27:133–142

Trainingsgestaltung zur Vermeidung von Ermüdungsbrüchen

G. LANGE

Auf der Basis von 14 Jahren Trainertätigkeit im Grundlagen-, Aufbau- und Hochleistungstraining, d. h. vom Kreismeisterniveau über die Deutschen Jugendrekorde bis hin zu den Finalistinnen der Olympischen Spiele in Seoul, sind die im folgenden dargestellten Erfahrungen im Training mit streßfrakturgefährdeten Athletinnen gemacht worden. Insbesondere das 3jährige Training der deutschen „Rekordhalterin in Streßfrakturen" (14! nachgewiesen) hat mir wertvolle Erfahrungen für die Trainingsgestaltung zur Vermeidung von Ermüdungsbrüchen gebracht.

Allgemeine Beobachtungen

Eine hohe Wahrscheinlichkeit für Streßfrakturen liegt vor:

- Nach/bei *Eßstörungen* (Anorexia nervosa). Ein erschreckend hoher Anteil der Langstrecken laufenden DLV-Kaderathletinnen ist magersüchtig. Die oftmals notwendige psychotherapeutische Behandlung der ganzen Familie ist nur bedingt realisierbar.
- Bei *früher Spezialisierung* mit hohen Kilometerumfängen, oftmals in Verbindung mit einer Retardierung der Menarche.
- Bei *falschem Krafttraining:* Quantität/Qualität plyometrischer Belastungen.

Bemerkenswert ist, daß ich während meiner 2jährigen Tätigkeit als Nationaltrainer der Volksrepublik China (Lauf) trotz der z.T. beobachtbaren frühzeitigen Spezialisierung und extremen Umfangsbelastungen (1000 km in 30 Tagen) nicht mit Streßfrakturen konfrontiert wurde.
Das Ernährungsverhalten (Kaderathleten und -athletinnen genießen das Privileg einer leistungsbezogenen Verpflegung) wie auch der prozentuale Fettanteil der chinesischen Athletinnen sind deutlich unterschiedlich zur Situation unserer Athletinnen.

Training	Trainingsmittel		Modifikation	
Grundlagen-ausdauer	Regenerativer Dauerlauf (30 min)	Umfang I (Schwelle 5,0 m/s)	30 min Sw, Rad	00 km
	Entwickelnder DL (30–90 min)	48 km 4:45 (70%)4	Wet-Vest; 30 min/90%	48 km
	Intensiver DL (30–45 min)	96 km 4:10 (80%)–3:40 (90%) 3:40 (90%)–3:25 (97%)	Wet-Vest	
	Tempoläufe „lang" (6mal 1–2 km)	16 km 3:00–3:10	Ggf. 20% (Mittelstrecke)	16 km
		160 km		64 km
Kraft (Ausdauer)	„Schwachstellengymnastik" Athletik (Circuit, Stationstraining) Spezifische Kraft		Wet-Vest Wet-Vest Wet-Vest	
	– Laufspezifisches Training: 12 km DL bergauf; Tempoläufe bergauf: 5×(3×100 m) P: 10 s; SP 1 min Oregon-Circuit		Laufbandtraining: 7,5% Reduzierung des Umfangs Erhöhung der Intensität	
	– Sprünge (Plyometrie): Tiefsprünge, Sprunglauf, Hopping		Reduktion auf Hopping Desmodromisches (konz./exz.)	
	– Isokinetisches Krafttraining		Krafttraining	
Schnelligkeits-ausdauer	Tempoläufe (Beispiel: 1500 m) a) $V = V_{Wk}$ 2×(500/700/300 m) b) Überdistanz 2×1800 m (Wiederholungsmethode) c) Unterdistanz 5×300; 8×200 m		Wet-Vest, da nicht die Lauf-geschwindigkeit, sondern der Umfang die Streßfraktur provoziert	
Schnelligkeit	3×(30/40/50/60/50/40/30 m) P: 2 min, SP: 7 min (flach, bergauf, bergab)		z. T. Wet-Vest	

Da Koordinationstraining und Beweglichkeitstraining nicht mit einer hohen orthopädischen Belastung verbunden sind, brauchen sie nicht modifiziert zu werden.

DL Dauerlauf, P Pause, Sw Schwimmen, SP Serienpause, V Geschwindigkeit, V_{Wk} geplante Wettkampfgeschwindigkeit, konz. konzentrisch desmodromisch, exz. exzentrisch desmodromisch

Trainingsziel

Ziel des Trainings streßfrakturgefährdeter Athleten und -athletinnen ist die *Minimalisierung der orthopädischen Belastung* bei gleichzeitiger Sicherstellung der *inneren* Belastung:

- stoffwechseltechnische Belastung (Dauer, Intensität),
- Spezifität der Belastung (Technik).

Modifikation des Trainings von streßfrakturgefährdeten Läufern/Läuferinnen (Mittel-/Langstrecke)

(s. Übersicht, S. 66)

Erläuterungen

Grundlagenausdauer

Eine optimale Ausdauerentwicklung erfolgt bei Dauerlaufbelastungen mit folgender *Intensitätssteuerung:*

Eruierung der aerob/anaeroben Schwelle ($V_{3\,Laktat}$) bzw. Geschwindigkeit im kritischen Bereich (V_{kB}) = 100%

Einteilung des Dauerlaufs in die Trainingsbereiche:

- regenerativer Dauerlauf: 70% der V_{3L}/V_{kB}
- entwickelnder Dauerlauf: 80–90% der V_{3L}/V_{kB}
- intensiver Dauerlauf: 90–97% der V_{3L}/V_{kB}
- Tempoläufe „lang":   110% der V_{3L}/V_{kB}

Nur die im folgenden dargestellte quantitative Belastung der Trainingsbereiche ermöglicht eine gezielte Entwicklung der Grundlagenausdauer:

60% des Dauerlauftrainings als *entwickelnder Dauerlauf*
30% des Dauerlauftrainings als regenerativer Dauerlauf
10% des Dauerlauftrainings als intensiver Dauerlauf/Tempoläufe „lang"

Ein weit verbreitetes „Fehlverhalten" sowohl im Leistungs- als auch im Breitensport ist eine zu hohe Belastungsintensität in den Dauerlaufbelastungen zur Ausdauerentwicklung, aufgrund der irrigen Annahme: Trainings-

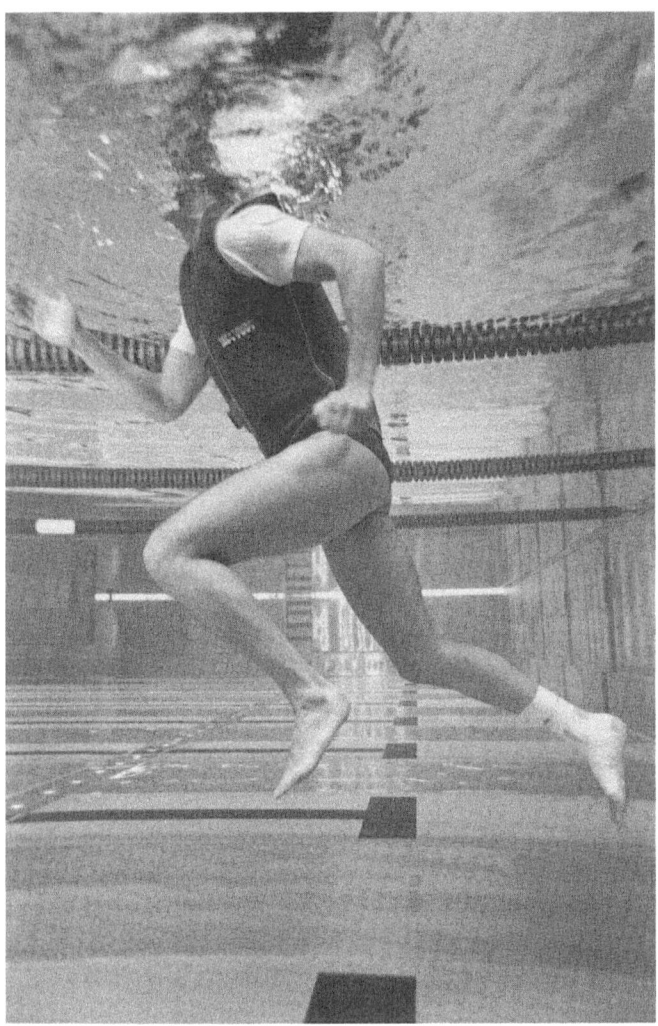

Abb. 1. Lauftraining im Wasser. Durch den Auftrieb der Weste kann der Athlet (hier: 14 Tage nach Bänderriß) freischwebend im Wasser gegen dessen Widerstand mit unterschiedlicher Geschwindigkeit „laufen". Er schont seinen verletzten Fuß und hat die Möglichkeit, die ganze Palette der stoffwechseltechnischen Belastung von aerober (Regeneration, Ausdauerentwicklung), anaerob-alaktazider (Schnelligkeit) und anaerober Belastung (Schnelligkeitsausdauer) in einer laufähnlichen Bewegung (vgl. Kniehebelauf) anzusteuern. (Foto: Jörn Greuling/*Die Welt*)

Trainingsgestaltung zur Vermeidung von Ermüdungsbrüchen 69

wirksamkeit = Belastungs*intensität,* „Weniger (Intensität) kann auch mehr sein", d. h. eine mittlere Belastungsintensität, auch zu operationalisieren als „Laufen ohne zu Schnaufen" (Dr. van Aacken), ermöglicht eine Entwicklung der Ausdauerleistungsfähigkeit.

Für die streßfrakturgefährdete Läuferin erfolgt durch die Nutzung der *semispezifischen Trainingsmittel* (Rad, Schwimmen, Lauftraining im Wasser) eine Reduktion des orthopädisch belastenden Umfangs von 160 km/Woche auf 64 km/Woche bei stoffwechseltechnisch und bezüglich der Bewegungsstruktur (Laufen im Wasser) ähnlichem Charakter der Ausdauerbelastung (vgl. Abb. 1).

Nicht die Intensität, sondern der Belastungs*umfang* provoziert die Streßfraktur!

- Regenerativer Dauerlauf: 48 km → 0 km Laufbelastung
  (Radfahren, Schwimmen)
- Entwickelnder Dauerlauf: 96 km → 48 km Laufbelastung
  (50% als Lauftraining im Wasser)

Kraft (Ausdauer)

Durch Modifikation der plyometrischen Belastung von Sprüngen zu Hopping bei gleichzeitiger Nutzung des Laufbands als idealem „Berg" (7,5%) erfolgt eine Reduzierung der orthopädischen Belastung (Umfang, Intensität).

Schnelligkeitsausdauer

Die Tempoläufe im Wettkampftempo (V_{WK}) des Leistungsziels werden *nicht* geändert, da sie einerseits im Rahmen der Gesamtbelastung quantitativ nur einen geringen Teil ausmachen, andererseits diese *spezifischen* Laufbelastungen (95% des Wettkampftempos, mindestens 75% des Wettkampfumfangs) eine notwendige Belastung zur Ausprägung der sportlichen Form darstellen.

Schnelligkeit

Die Kurzsprints (30–60 m) zur Verbesserung der Schnelligkeit können z. T. auch als Lauftraining im Wasser durchgeführt werden.

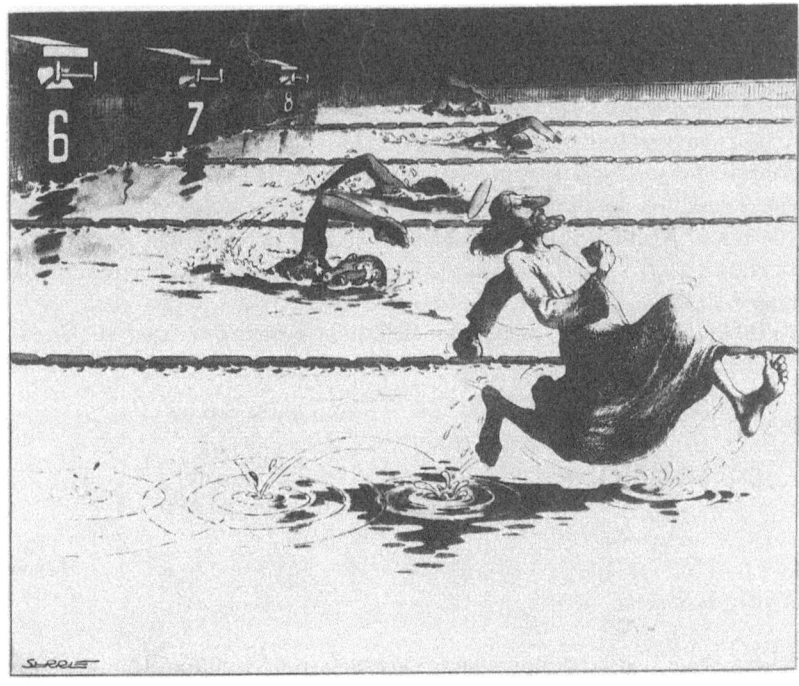

Abb. 2. Perfekte Technikdemonstration (Lauftraining „im" Wasser)

Trainingsmethodische Probleme

a) Die Reduktion des laufspezifischen Belastungsumfangs (Beispiel 160 auf 64 km pro Woche) mit teilweiser Kompensation durch Intensitätserhöhung
   - entwickelnder Dauerlauf 80–90% (30–90') – 90% (30')
   - ggf. Anteil der Tempoläufe „lang" von 10 auf 20%
   - Kraftausdauertraining auf Laufband (7,5%)

   darf nicht zur einer Erhöhung des anaeroben Anteils über 28% führen, da wahrscheinlich hohe metabolische Azidose die oxidative Kapazität der Mitochondrien reduziert: Notwendigkeit von Trainings*steuerung*.

b) Die Transferierbarkeit des laufunspezifischen Ausdauertrainings (Schwimmen, Radfahren) kann zwar durch Annäherung an die Zieltechnik (Lauftraining im Wasser vergleichbar mit Kniehebeläufen; vgl.

Abb. 2) vergrößert werden, dabei stellt aber die *Monotonie* der Ausdauerbelastung mit der Wet-Vest hohe Anforderung an die psychische Belastbarkeit der Athlet(inn)en.

Schlußfolgerung

Die Reduzierung des laufspezifischen Trainings und die Meidung plyometrischer Belastungen ermöglicht mit hohem Mehraufwand das ermüdungsbruchfreie Training der streßfrakturgefährdeten Athletinnen, reicht aber m. E. *nicht* aus, um *international* konkurrenzfähigkeit zu bleiben oder zu werden.

Es ist daher im Einzelfall überdenkenswert, ob bei streßfrakturgefährdeten, ausdauertalentierten und leistungssportmotivierten Athletinnen ein Wechsel z. B. in den orthopädisch weniger belastenden Ausdauerdreikampf Triathlon sinnvoll ist (Problem: Beherrschung der Schwimmtechnik in Fein-/Feinstform).

Physiotherapeutische Maßnahmen zur Prophylaxe und Rehabilitation von Ermüdungsbrüchen

L. MEISSNER

Physiotherapie mit ihren passiven und aktiven Behandlungstechniken ist eine ergänzende Möglichkeit, den Stoffwechsel anzuregen. Mit den trainings- und wettkampfbegleitenden Maßnahmen [1] beeinflussen wir die Koordinationsstörungen und streben die Wiederherstellung eines physiologischen Bewegungsmusters an.

Da viele Ermüdungsfrakturen im Beinbereich und hier besonders im Umfeld der Metatarsalia (II-IV) liegen [2, 8], soll der Schwerpunkt der Ausführungen auf den Unterschenkel mit Fuß gelegt werden. Dieses Gebiet als Fortbewegungshebel und Stoßdämpfer zugleich bedarf besonders im Leistungssport verstärkter Aufmerksamkeit.

Da verschiedene Autoren auch Zusammenhänge mit Fußdeformitäten und Beinlängendifferenzen als verstärkende Ursache für Streßfrakturen beschreiben [5, 8], sei auf die passive Unterstützung durch geeignetes Schuhwerk, speziell gefertigte Einlagen und funktionelle Verbände hingewiesen. Die entscheidende Therapie besteht jedoch im Aufbauen der insuffizienten Muskeln mit gezielten Kräftigungs- und Dehnübungen, als Basis für die nachfolgende steigernde sportliche Belastung. Der Einbeinstand [4] zur Kräftigung und gleichzeitigen Stabilisierung der Beinmuskulatur (Abb. 1) stellt eine gute Basisübung dar. Auf eine Kräftigung und damit Belastung der Muskulatur sollten Dehnübungen zur Entlastung (Abb. 2) folgen.

Die krankengymnastische Behandlung beginnt mit einer Massage der Fuß- und Beinmuskulatur. Man arbeitet das Fußweichgewebe intensiv durch und beseitigt Verklebungen und Verhärtungen, besonders im Bereich der Plantaraponeurose. Gezielte Friktionen, evtl. auch mit dem Massagestäbchen, lösen die muskulären Veränderungen auf. Wärme- und Kälteanwendungen in Form von Güssen, Wechsel- und ansteigenden Fußbädern oder Eismassage regen Stoffwechsel an und werden vor- oder nachbereitend eingesetzt. Aus der Elektrotherapie hat sich die Behandlung mit Ultraschall und Diadynamik bewährt [7]. Diese passiven Anwendungen aus der Physiotherapie sind gleichfalls eine gute Prophylaxe. Veränderungen in den Weichteilen bringen Elastizitätsverluste mit sich und belasten dadurch die

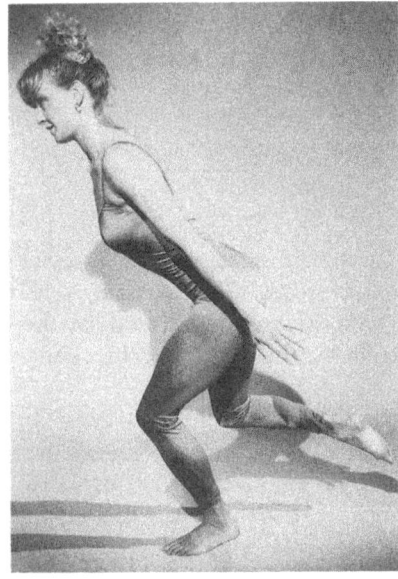

Abb. 1. Einbeinstand zur Kräftigung und Stabilisierung der Beinmuskulatur

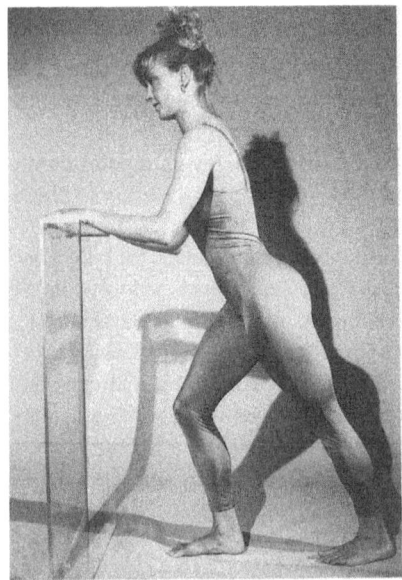

Abb. 2. Aus dieser Ausgangsstellung wird im vorderen Bein die tiefe und im hinteren Bein die oberflächige Wadenmuskulatur gedehnt

Physiotherapeutische Maßnahmen zur Prophylaxe

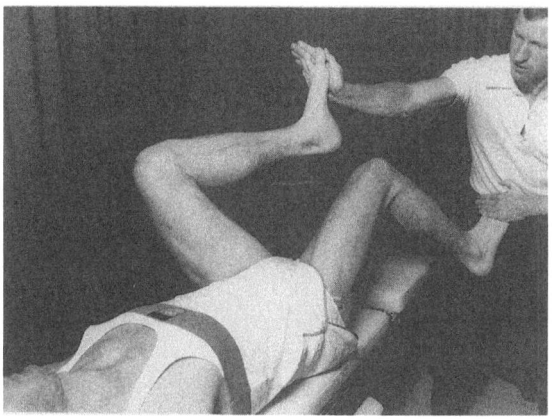

Abb. 3. Komplexbewegungen aus der PNF-Technik. Mit spiral- und diagonalförmigen Übungen werden sportartspezifische Belastungen angebahnt

knöchernen Strukturen verstärkt [5, 8], auch im Sinne einer Ermüdungsbruchneigung.

Schwerpunkt der Behandlungsmaßnahmen bildet die Krankengymnastik und Bewegungstherapie. Mit manuellen Gelenktechniken werden die Gelenkfunktionen normalisiert. Man erarbeitet eine freie Beweglichkeit der Mittelfußknochen gegeneinander und beeinflußt Gelenkfehlstellungen auch im Bereich der Fußwurzelknochen. Das neu gewonnene Bewegungsausmaß wird durch aktive Übungen, hier haben sich Komplexbewegungen aus der PNF-Technik (s. unten und Abb. 3) bewährt, gesichert. Eine Kräftigung der gesamten Fuß- und Unterschenkelmuskulatur zur Stabilisierung der Fußgewölbe ist das Ziel. Die aus den USA stammende propriozeptive neuromuskuläre Fazilitation (PNF-Technik) ist eine Behandlungsmethode mit Komplexbewegungen. Dabei werden durch meist manuelle Stimulationen gezielte Reize gesetzt. Diese Übungen werden seit Jahren zur Bewegungsentwicklung, Koordinationsförderung und Verhütung von Sportverletzungen mit Erfolg angewandt [1, 3].

Im Anschluß an die krankengymnastische Behandlung folgen Belastungsformen aus der Trainingstherapie. Hier wechseln sich Gang- und Laufformen auf einer Weichmatte und/oder einem Minitrampolin (Abb. 4), als dynamische Arbeit, mit mehr statischen Übungen auf einem Sportkreisel oder auf dem Schrägbrett ab (Abb. 5). Hierdurch können auch Dysbalancen durch zu starke oder zu lange Belastungen (z. B. Laufen auf der Straße) kompensiert

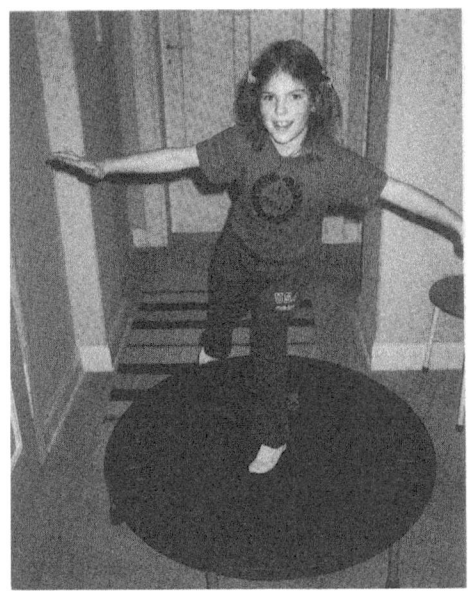

Abb. 4. Sprung- und Lauftraining auf dem Minitrampolin zur Verbesserung von Koordination, Kraft und Stabilität

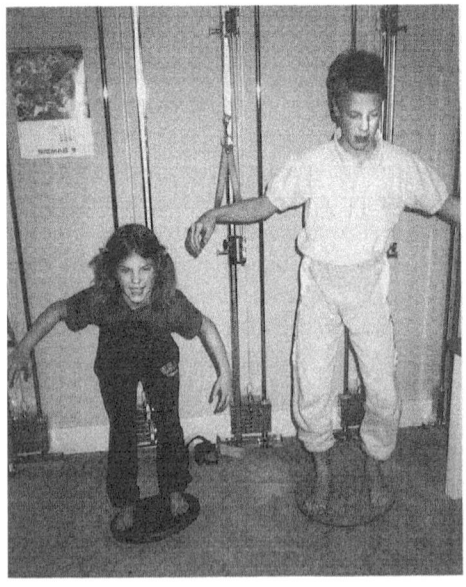

Abb. 5. Statische Übungen auf dem Sportkreisel zur Verbesserung der Koordination und Stabilität

Physiotherapeutische Maßnahmen zur Prophylaxe

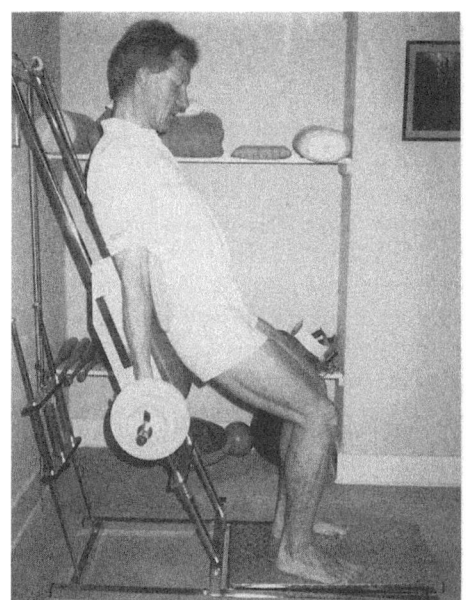

Abb. 6. Krafttraining mit dem Schenkeltrainer für die gesamte Beinmuskulatur unter Entlastung der Wirbelsäule

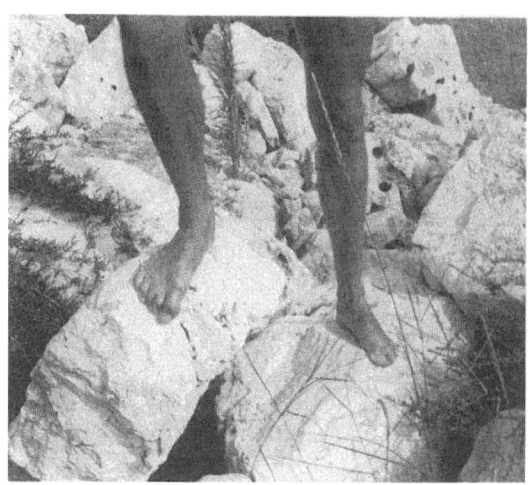

Abb. 7. Optimale Anpassung der Beinbelastung durch Barfußlaufen im unterschiedlichen Gelände

werden. Es folgen Krafttraining mit dem Eigengewicht mit vielen Wiederholungen aus dem Stand [4], mit und ohne Kniebeugung. Später werden Steigerungen am Schenkeltrainer (Abb. 6) und auf Holzkeilen erreicht. Dieses Krafttraining trainiert durch eine verstellbare Fußplatte in unterschiedlichen Winkeln die Beinmuskulatur; durch eine günstige Rückenstellung wird die Wirbelsäule entlastet.

Einer dosierten Wiederbelastung barfuß im Zehen-, Fersen- und Storchengang in alle Belastungsrichtungen [1] folgt die Laufbelastung in Form von Vorwärts-, Seitwärts-, Rückwärts- und Kreislaufen, Achtertouren etc. auch in unterschiedlichem Gelände (Abb. 7). Dabei wird neben der Kräftigung besonders die Koordination gefördert.

Als Vorbereitung zum längeren Laufen hat sich eine Steigerung in folgender Weise bewährt:

1. Tag: 1 min
2. Tag: 2 min
3. Tag: 4 min   auf einem weichen Boden im Haus,
4. Tag: 8 min   z. B. Teppich oder Matte
5. Tag: 16 min
7. Tag: 20 min   laufen im Gelände (Wiese, flache Parkwege)
9. Tag: 25 min
11. Tag: 30 min   etc.

Gezieltes Krafttraining ohne größere Wirbelsäulenbelastung führt zur optimalen Vorbereitung auf die Trainings- und Wettkampfbelastung (Abb. 8).

Behandlungsziel

- Muskelatrophieprophylaxe,
- Wiedererlangung der vollen Beweglichkeit und Muskelkraft,
- Verhinderung einer erneuten Ermüdungsfraktur durch prophylaktische Maßnahmen.

Behandlungsbeginn

Nach der knöchernen Ausheilung setzen die physiotherapeutischen Maßnahmen sofort ein.

Physiotherapeutische Maßnahmen zur Prophylaxe

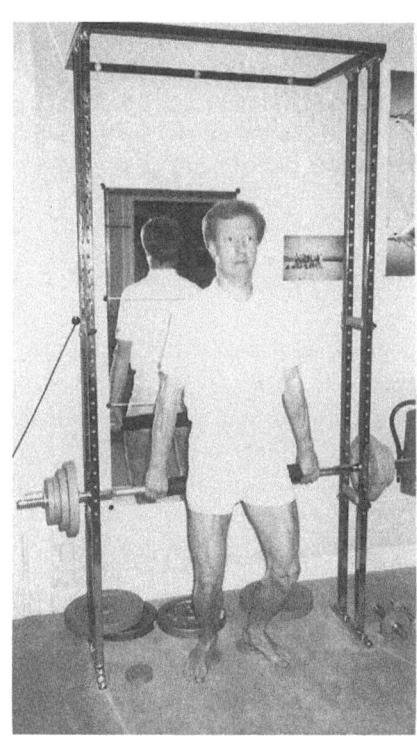

Abb. 8. Erweitertes Krafttraining mit Fersenerhöhung und aufrechter Wirbelsäule für die gesamte Beinmuskulatur

Behandlungsmöglichkeiten

a) Passive Maßnahmen:
   - Massage,
   - funktionelle Verbände,
   - Wärme- und Kälteanwendungen,
   - Elektrotherapie,
   - spezielle Sportschuhe und Einlagen.
b) Aktive Maßnahmen:
   - Krankengymnastik,
   - manuelle Therapie,
   - PNF,
   - medizinische Trainingstherapie.

Ein Belastungszeitplan richtet sich nach dem Zustand des Sportlers. Beschwerden sollten nicht auftreten, sonst ist sofort eine Belastungsstufe zurückzunehmen. Zunächst wird in der Entlastung, z. B. auf einer Therapiebank, geübt. Später folgen Teil- und Halbbelastungen im Bewegungsbad. Erst dann folgt eine Vollbelastung im Stand und Gang (s. Belastungsempfehlung zur Vorbereitung des Laufens s. S. 78). Hier ergänzen die aufgeführten begleitenden aktiven und passiven Behandlungsmöglichkeiten die Gesamttherapie.

Besondere Hinweise

Zur Prophylaxe eines Ermüdungsbruchs ist auf eine intensive aktive Erwärmung der Muskulatur und ausreichenden Dehnübungen, das Einhalten von Regenerationspausen sowie auf eine individuelle Absprache mit dem Sportler und seinem Trainer zu achten. Beim Auftreten, besonders beim Wiederauftreten von Belastungsbeschwerden ist umgehende Entlastung und ein unter der Beschwerdegrenze dosiertes Training (z. B. Radfahren) nötig.

Literatur

1. Eitner D, Kuprian W, Meissner L, Ork H (im Druck) Sportphysiotherapie. Fischer, Stuttgart
2. Feldmeier C (1988) Grundlagen der Sporttraumatologie. Zenon-Medizin, München
3. Meissner L (1980) PNF und Sport. Krankengymnastik 4/80. Pflaum, München
4. Meissner L (1988) Grundprinzipien der Sportvorbereitung durch eine funktionelle Gymnastik. Sportunterricht 9/88. Hofmann, Schorndorf
5. Peterson L, Renström P (1987) Verletzungen im Sport. Deutscher Ärzte Verlag, Köln
6. Reuter L (1987) Therapie und Prophylaxe bei Verletzungen und Überlastungsschäden im Langstreckenlauf. Czwalina, Ahrensburg
7. Sailer W (1988) Sportphysiotherapeutische Maßnahmen im Rahmen der Prävention. In: Wurster KG, Keller E (Hrsg) Frau im Leistungssport. Springer, Berlin Heidelberg New York Tokyo, S 132–136
8. Schmidt H (1983) Orthopädie im Sport. Barth, Leipzig

Podiumsgespräch: *Ursachen des Ermüdungsbruchs*

Teilnehmer

Moderation: Priv.-Doz. Dr. K. Götz Wurster, Dr. Ulrich Kuhl

Eva *Coqui*
800-m-Läuferin, Teilnehmerin an den Juniorenweltmeisterschaften 1986 in Athen; Diagnose eines Ermüdungsbruches im Mai 1987

Dr. Roswitha *Gerdes*
Eine der erfolgreichsten Mittelstreckenläuferinnen der Bundesrepublik Deutschland in den letzten Jahren, 4. Platz bei den Olympischen Spielen 1984 in Los Angeles über 1500 m; Ärztin am Franziskanerhospital in Münster, Promotion über das Thema *Streßreaktionen und Verletzungen der unteren Extremitäten bei Mittelstreckenläuferinnen*

Bernadette *Hudy*
Krankengymnastin, bis Sommer 1989 an der Sportklinik Hellersen; 1989 Deutsche Meisterin im Berglauf

Dr. Ulrich *Kuhl*
Erster deutscher Sportpsychologe am Olympiastützpunkt Ruhr-West in Essen; Psychologe des Deutschen Leichtathletikverbandes

DT (Diskussionsteilnehmer aus dem Publikum)

Wurster:
Das Anliegen dieser Podiumsrunde soll es sein, zum einen die Erfahrungen der Athletinnen aufzuzeigen, die Ermüdungsbrüche erlitten haben, und zum anderen die Einschätzungen der Trainer wiederzugeben, die Sportlerinnen mit Ermüdungsbrüchen betreut haben. Denn aus der Sicht der direkt Betroffenen erscheinen die zuvor gehörten theoretischen Aspekte möglicherweise in einem anderen Licht.

Wir wollen die Diskussion in 3 Bereiche gliedern. Zu Anfang sollen die persönlichen Erfahrungen der Athletinnen stehen, die einen Ermüdungsbruch erlitten haben.
Was haben Sie selbst durchgemacht? Was wurde damals als Ursache angegeben und was würden Sie heute als Ursache angeben?

Persönliche Erfahrungen der Athletinnen

Gerdes:
Ich selbst habe 2 Ermüdungsbrüche erlitten. Der eine war im Fußbereich. Das Training war in seinem Umfang gesteigert worden. Zusätzlich kamen noch Sprungbelastungen nach langen Dauerläufen hinzu. Ich hatte keine Bereitschaft mehr für diese Sprünge, war froh, den langen Dauerlauf abgeschlossen zu haben und habe die Sprünge als Pflichtübung zwar noch gemacht, aber sie gar nicht mehr richtig aufgefangen. Ich glaube, daß darin die Ursache für den Ermüdungsbruch im Fußbereich lag.
Der 2. Ermüdungsbruch war dann am Wadenbein. Es war in der Zeit, als ich aus dem Studium rein in den Beruf mußte. Ich stand viele Stunden am OP-Tisch und habe dies *nicht* ausreichend in mein Trainingsprogramm mit integriert. So kam es zu diesen beiden Ermüdungsfrakturen, die für mich eine ganz klare Ursache haben. Die eine war ein trainingsdidaktischer Fehler, die zweite ein Organisationsfehler.

Wurster:
Frau Hudy, haben Sie einen Ermüdungsbruch erlitten?

Hudy:
Ich hatte bisher noch keinen Ermüdungsbruch, hatte nur Probleme mit der Wirbelsäule, die ich jetzt eigentlich ganz gut überwunden habe.

Wurster:
Frau Coqui, wie sehen Sie heute die Entstehung Ihres Ermüdungsbruches?

Coqui:
Meine Trainings- bzw. Leichtathletikzeit ist bisher kurz. Ich habe erst im Jahr 1985 angefangen zu trainieren und bis jetzt nur einen und hoffentlich den letzten Ermüdungsbruch gehabt. Diesen führe ich auf die zu rasche Steigerung des Trainingsumfangs zurück. Im 1. Jahr habe ich 30–40 km in der Woche trainiert. Mein Trainingsziel war dann für 1986 die Juniorenweltmei-

sterschaft. Dazu wurde das Training schlagartig auf maximal 60–70 km/ Woche erhöht. Diese Steigerung war sicherlich zu groß. Das hat mein Körper nicht verkraftet. Wie im nachhinein festgestellt wurde, war auch ein enormes Absinken meines Östrogenspiegels mit eine Ursache für den Ermüdungsbruch. Ihm ging bei mir eine Knochenhautentzündung voraus, die, wie in einem der vorausgegangenen Referate gesagt, ein Vorstadium für einen Ermüdungsbruch sein kann.

Trainingstaktische Ursachen für Ermüdungsbrüche

Wurster:
Zumindest aus der Sicht der Athletinnen, die auch die Referate mitangehört haben, sind trainingstaktische Gründe, wie z.B bei Frau Coqui eine Umfangssteigerung auf praktisch das Doppelte innherhalb eines Jahres, keine ganz unbedeutende Ursache für Ermüdungsfrakturen. Herr Lange, ist es trainingsphysiologisch vertretbar, auch wenn eine große Meisterschaft wie die ersten Weltmeisterschaften vor der Tür stehen, das Training im 2. Trainingsjahr einer Athletin bereits auf das Doppelte zu steigern?

Lange:
Das hängt sicherlich mit vom Ausgangspunkt ab. Ich möchte nochmals auf die schon zitierte Athletin zurückkommen, Jahrgang 74, mit 15 Jahren deutsche Vizemeisterin über 3000 m in ihrer Altersklasse. Bei ihr würde ich schon sagen, daß sie, ohne orthopädische Probleme zu riskieren, das Trainingsprogramm verdoppeln kann. Grundsätzlich meine ich, daß im Bereich der Mittelstrecke bei einem Ausgangswert von 30–40 km pro Woche und bei der Langstrecke von wöchentlichen 60 km das Training nicht um mehr als 10–15% pro Jahr gesteigert werden sollte. Dabei schließe ich nicht aus, daß in der Spitzenwoche, bei einem normalen Makrozyklus, auch mal 20–30% mehr trainiert werden kann. In der nächsten Woche muß dann die höhere Belastung mit entsprechend weniger Umfangen wieder aufgefangen werden.

Bei geringerer Ausgangsbelastung kann eigentlich mehr gesteigert werden. Hier würde ich spezifisch vorgehen und für die Mittelstrecke andere Empfehlungen geben als für die Langstrecke.

Noch eine Bemerkung zu den Ermüdungsbrüchen: Ich sehe sie auch mittel- und langstreckenspezifisch. Wenn im Mittelstreckenbereich Streßfrakturen entstehen, habe ich durchaus den Eindruck, daß die trainingstechnisch bedingt ist. Im Langstreckenbereich dagegen spielt die Problematik der

Anorexie, der Trainingsquantitäten und der Kilometerumfänge eine größere Rolle.

Die Frage der Trainingssteigerung pro Jahr muß auch im Zusammenhang mit der Trainingsintensität betrachtet werden. Hier hat es sich als günstig erwiesen, die Progression der Trainingsinhalte langfristig im jährlichen Wechsel von Umfang und Intensität zu steuern. Steigert man in einem Jahr Umfang *und* Intensität, so führt dies zur sicheren Überbelastung.

Wurster:
Was heißt dies für die langfristige Trainingsplanung? Ab wann verkraftet eine Athletin ein Trainingsniveau von 8-10 Trainingseinheiten im Mittel- oder Langstreckenlauf? Wieviel Jahre an Training sind dazu notwendig?

Lange:
Für 8-10 Trainingseinheiten bedarf es schon eines Trainingsaufbaus über 3-4 Jahre.

Hudy:
Ich habe im Jahre 1979 monatlich 160 km trainiert und knapp ein Jahr darauf 700 km/Monat. Dies ist eine Trainingssteigerung um mehr als das 4fache, ohne daß ich einen Ermüdungsbruch erlitten habe.

Wurster:
Ihre Erfahrung zeigt uns auf, daß wir die Faktoren Training und Trainingsumfang nicht als alleinige Ursachen sehen dürfen, vielleicht sogar vor einer einäugigen Betrachtungsweise warnen müssen. Es sind sicher sehr verschiedene Faktoren, die bei der Entstehung eines Ermüdungsbruches mit hineinspielen, aber im Einzelfall kann eine zu hohe Trainingsbelastung ein Faktor sein, auf den zu achten ist.

Bestehen aus dem Auditorium Fragen zu den Anamnesen der hier anwesenden Athletinnen und wie es zur Ermüdungsfraktur kam?

DT:
Wie lange ist das Training durch diese Ermüdungsfrakturen jeweils unterbrochen worden?

Gerdes:
Bei mir waren dies im Schnitt 12 Wochen pro Fraktur. Das Training mußte nicht nur reduziert werden, sondern im Sinne des Leistungssports konnte kein Training stattfinden.

Podiumsgespräch: Ursachen des Ermüdungsbruchs

Coqui:
Bei mir dauerte das länger. Ich habe ungefähr 1½ Jahre daran herumlaboriert. Die Diagnostik hatte allein ein Jahr gedauert. Der Ermüdungsbruch ist wohl schwer zu erkennen, weil auf dem Röntgenbild meistens nichts zu sehen ist. Mir hat der Arzt sehr bald gesagt, ich könne wieder anfangen zu trainieren. Nachdem das aber immer noch mit Schmerzen – selbst beim Gehen und Sitzen hatte ich Schwierigkeiten im Fußgelenk – verbunden war, habe ich so lange pausiert, bis ich überhaupt keine Schmerzen mehr hatte.

DT:
Wie wurde die Ermüdungsfraktur letztendlich diagnostiziert?

Coqui:
Ich hatte ein Szintigramm machen lassen. Dabei hat sich dann herausgestellt, daß „an dieser Stelle etwas ist", wie der Arzt sich ausgedrückt hat. Nach ca. 1 Jahr wurde mir dann gesagt, es sei wahrscheinlich ein Ermüdungsbruch gewesen. Auf mehreren Röntgenbildern, die gemacht worden sind, war nichts zu sehen. Auch das Auftreten der Beschwerden, meistens ohne direkten Zusammenhang zum Training, paßte zum Ermüdungsbruch. Das scheint ziemlich typisch zu sein.

Gerdes:
Auch bei mir war es so, daß die Anamnese längere Zeit dauerte. Es bestand immer ein diffuser Schmerz im Bereich des Fußes, über den man aber gut hinweglaufen konnte. Ich habe mich noch bis zu den deutschen Hallenmeisterschaften hingeschleppt und den Vorlauf gut überstanden, im Endlauf hatte ich schon sehr starke Schmerzen. Daß ich den Lauf überhaupt noch habe durchstehen können, ist im Nachhinein ein Wunder. Danach war die psychische Anspannung weg. Das alte Phänomen, daß der Schmerz erst richtig durchkommt, wenn die Endorphine nachlassen, habe ich dabei selbst erfahren.

In meiner Promotionsarbeit habe ich mich ausführlich mit den Anamnesen des Ermüdungsbruches beschäftigt. Meist bestehen schon über einen sehr langen Zeitraum hinweg Beschwerden, und irgendwann sagt plötzlich der Athlet, daß es jetzt einfach nicht mehr geht. Läuferinnen haben aber auch berichtet, daß sie von jetzt auf gleich einen plötzlichen Schmerz verspürt hätten und der Arzt dann auch anhand des Röntgenbildes oder Szintigraphiebefundes eine Ermüdungsfraktur diagnostizieren konnte. Oftmals gibt es aber auch die Situationen, die eben diesen langwierigen Verlauf zeigen: Die Athleten gehen zum Arzt, der macht ein Röntgenbild und schaut der

Sportlerin noch mal tief in die Augen und sagt: „Macht dir das Training überhaupt Spaß?" Er sucht dann gleich eine psychologische Ursache, daß das Mädchen gar nicht mehr trainieren will. Es ist aber tatsächlich ein Befund da, der sich, wie Eva Coqui schon sagte, erst im Nachhinein als Ermüdungsbruch herausstellt. Hier liegt das Problem für den Mediziner, daß er ausgiebig die Anamnese erheben und fragen muß: „Wie lange geht das schon? Wie ist der Schmerzcharakter?" Er sollte nicht nur nach dem Röntgenbild urteilen: „Sehe ich dort eine definitive Fraktur?" Der Ermüdungsbruch kann sehr wohl auch nur als periostale Reaktion ablaufen, es gibt dann nur sekundäre Zeichen oder Hinweise auf die Fraktur.

Kuhl:
Frau Gerdes hat mir die Frage vorweggenommen. Es passiert sehr häufig, daß mich ein Sportarzt oder ein Trainer anruft und sagt, da sei irgendwas, sie fänden nichts: „Überprüfe Du doch mal, ob da möglicherweise irgendetwas anderes vorliegt, ob irgendwelche psychischen Probleme da sind." Anfänglich war ich der Auffassung, man fragt mich als Psychologen, also muß ich auch versuchen, etwa Psychologisches zu finden. Mittlerweile gehe ich jedoch davon aus, daß die Tatsache, daß „man" nichts findet, nicht zwingend bedeutet, daß „da" nichts ist. Insoweit empfinde ich das, was Frau Gerdes gesagt hat, als geradezu typisch: Die Vermutung, das Training mache keinen Spaß mehr oder die Athletin fühle sich vom Trainer zu stark gefordert und weiche dem aus, ist sicherlich ein Problem, wo man anfangs als Sportpsychologe ganz gerne die Tendenz hat, darauf einzugehen, weil man eben gefragt wird. Aber ich glaube, hier werden Athletinnen und natürlich auch Athleten sehr häufig falsch verstanden. Es ist wirklich „etwas da", was man möglicherweise nur nicht findet.

Wurster:
Als Fortsetzung dieser Gedanken: Wenn eine Athletin keine Leistung mehr bringt, wenn es keinen Ermüdungsbruch gibt und wenn man vielleicht die Telephonnummer des Psychologen nicht zur Hand hat, ist die Antibabypille schuld. Die Athletin nimmt die Pille zwar schon seit 3 Jahren und hat sie bisher immer gut vertragen, aber plötzlich und gerade jetzt ist die Pille daran schuld, daß die Sportlerin keine Leistung mehr bringt. Das ist auch so ein kleiner, aber feiner Buhmann, den sich die Trainer dann ausdenken, denn die mangelnde Leistung kann ja nicht an der Trainingsgestaltung liegen.

Zurück zu den Auswirkungen des Ermüdungsbruches: Wie groß war der Bruch in der Laufbahnentwicklung für Sie, die einzelnen Athletinnen? Brachte die Streßfraktur neben dem orthopädischen Schaden auch seelische

Probleme mit sich und wurde deshalb vielleicht ein höheres Ziel nicht mehr erreichbar?

Gerdes:
Mein 1. Ermüdungsbruch war im Jahre 1983. Zunächst schien die ganze Saison umsonst, obwohl ich im Winter sehr hart trainiert hatte. Dann allerdings hatte ich mich gegen Saisonende etwas gefangen und im September eine neue Bestleistung über 1500 m aufgestellt. Das stimmte den Bundestrainer im Hinblick auf die Olympischen Spiele im darauffolgenden Jahr optimistisch. Zusammen mit meinem Trainer habe ich versucht, einen systematischen Trainingsaufbau zu betreiben, und vor allen Dingen, und das möchte ich auch als Appell an alle Leichtathletinnen richten, die Prophylaxemaßnahmen sehr ernst genommen. Diese kosten sehr viel Zeit, und als Athletin sieht man das nicht ein, weil es primär (noch) gar nichts bringt: Saunieren, Physiotherapie, Eis, Schonung und viel Schlaf. Trainer meinen z. T. immer nur, sie müßten belasten, alleine dadurch würde der Athlet besser.

Ich meine, wir müßten alle Komponenten zusammenfassen. Jeder Athlet hat einen anderen Ermüdungsbruch. Als betreuende Person, als Trainer, als Arzt oder als Krankengymnast muß man sich bemühen, die jeweiligen Schwachstellen zu suchen. Alleinige Prophylaxebetreibung nutzt nichts. Nur Trainings*be*lastung ohne geschickte *Ent*lastung wird auf die Dauer nicht gut gehen. Man muß also versuchen, sämtliche Aspekte für die Entstehung eines Ermüdungsbruches mit zu berücksichtigen, auch die sich deutlich abzeichnende Problematik eines Hormonmangels bei Zyklusstörungen.

Lange:
Hier möchte ich auf ein paar Dinge eingehen. Ich glaube, daß viele Trainer wissen, daß nicht nur allein beim Psychologen oder Gynäkologen die Schuld verminderter Leistung zu suchen ist, auch sie befragen sich selbst. Wenn die Trainingsqualität, methodisch wie didaktisch, stimmt und sich trotzdem der Athlet oder die Athletin nicht weiterentwickelt, dann sollte der Trainer auch den Mut haben, sich zu fragen, ob „das Ende der Fahnenstange" erreicht ist. Davor haben eigentlich die meisten Trainer Angst, sich überhaupt diese Frage zu stellen, geschweige denn, der Athletin zu sagen, das können wir erreichen mit Mitteln und Methoden, die auf *der* Basis angewandt werden, daß Gesundheit unser erstes Ziel ist und daß wir Leistungssport human betreiben. Natürlich ist es das Ziel jeden Trainers, die Belastungsverträglichkeit zu erhöhen, wie dies Frau Gerdes eben beschrieben hat: Langfristige Vorbereitung mit den Möglichkeiten der Prävention und der Regeneration.

Wurster:
Frau Coqui, wieviel Unterbrechung hat Ihnen Ihr Ermüdungsbruch gebracht?

Coqui:
Im Herbst, nach einer Saison mit vielen recht erfolgreichen Wettkämpfen, haben die Schmerzen angefangen. Ich habe, wie wohl die meisten Athletinnen, zunächst mit den ersten Schmerzen weitertrainiert und bin dann im nächsten Jahr, 1987, noch die Crossmeisterschaften mit akzeptablem Erfolg gelaufen. Als es auf die Bahnsaison zuging, habe ich aufgrund der Schmerzen und der miserablen Leistungen auf den dringenden Rat meines Trainers abgebrochen. Ich von mir aus hätte wahrscheinlich weitertrainiert, doch mein Trainer wollte erst wieder trainieren, wenn ich völlig schmerzfrei wäre. Im Herbst 87 habe ich versucht, mit dem Training wieder anzufangen; die Schmerzen waren aber sowohl im Sprint wie beim Sprung unverändert zum Frühjahr.

Wurster:
In der Diskussion zu einem Referat wurde gefragt, ob es überhaupt sinnvoll sei, einen Ermüdungsbruch vermeiden zu wollen.

Die hier geschilderten Karrieren, die unterbrochen oder vielleicht ganz beendet worden sind, zeigen doch, daß jede Pause der sportlichen Laufbahn Anlaß genug ist, sie zu vermeiden. Die Athletinnen müssen bei einem Ermüdungsbruch nicht nur die Schmerzen und die Trainingspausen hinnehmen. Die Diagnose wird oft erst nach vielen Arztbesuchen vom 3. oder 4. Kollegen gestellt, was neben dem langen Leidensweg oft auch enorme psychische Belastungen mit sich bringt. Ich meine, dies sind Gründe genug, daß Athletin, Trainer, Physiotherapeut und Arzt versuchen, jeden einzelnen Ermüdungsbruch zu vermeiden.

Da wir anhand der Knochendichteuntersuchungen Anzeichen für die Entstehung eines Ermüdungsbruches erkennen können, nämlich, daß es zur Abnahme der Knochendichte kommt, sollte dies doch Grund genug sein, uns um den Erhalt der Knochendichte zu bemühen. Diese Prävention ist nicht um jeden Preis möglich, dennoch glaube ich, es gibt Gründe genug, die für die Vermeidung eines Ermüdungsbruches sprechen.

DT:
Mich wundert, daß es wirklich so lange dauert, bis ein Ermüdungsbruch ausheilt. Es wäre vom Verlauf her eigentlich besser, „sich einen anständigen Bruch zuzulegen", der auch im Röntgenbild gut zu sehen ist. Er würde 12

Wochen lang behandelt, man trainiert sich wieder auf und die Sache ist vorbei. Bei einer Streßfraktur bestehen wohl bereits Vorschäden oder gar ein Knochenschwund und nicht nur eine Unterbrechung eines sonst gesunden Knochens. Trotzdem würde es mich interessieren, was eigentlich gemacht worden ist in der Zeit, als der Bruch ausheilte, außer der Empfehlung, ihn ruhigzustellen.

Gerdes:
Zwischen den ersten, oft untypischen Beschwerden und dem Gang zum Arzt vergeht oft einige Zeit – Welchem Arzt gelange ich in die Hände? Wie schnell kann er die Streßfraktur diagnostizieren, wie gut erhebt er die Anamnese? Wie gut eröffne ich mich als Patient dem Arzt und erzähle ihm, was ich bin und was ich mache?

Darüber hinaus ist das Therapiespektrum dieses Arztes entscheidend. Ich weiß, daß einige Athletinnen durch Injektionen sehr schnell rehabilitiert wurden und auch sehr bald wieder hohe Belastungen eingehen konnten.

Steht die Diagnose Ermüdungsbruch, ist die Ruhigstellung je nach Lokalisation, Zeitpunkt in der Saison und Athlet sehr unterschiedlich. Sitzt man den ganzen Tag am Schreibtisch, oder muß man, wie ich bei meinem 2. Ermüdungsbruch, den ganzen Tag am OP-Tisch stehen? Je nach beruflichem und sozialem Umfeld reduziere ich meine Alltagsbelastungen nicht in dem Maße, wie es der Ermüdungsbruch verlangen würde, dies gilt auch für den Zeitpunkt in der Saison. Will ich trotzdem entsprechende Ziele in der noch laufenden Saison erreichen, oder plane ich bereits fürs nächste Jahr?

Darüber hinaus sind die prädisponierenden Faktoren bei den einzelnen Athletinnen sehr unterschiedlich. Bin ich mit dem optimalen Schuhwerk versorgt? Ist das Training für meine Person in Intensität und Umfang in den letzten Jahren richtig aufgebaut und dosiert worden, oder wurde doch, wie bei Eva Coqui, wegen der Juniorenweltmeisterschaft um mehr als 10–15% gesteigert? Bestehen Zyklusstörungen, die nicht mit einem Hormonpräparat behandelt werden? Da bis zur Ausbildung einer Ermüdungsfraktur eine gewisse Zeit vergeht, muß man bei der Ursachensuche auch einige Zeit zurück analysieren.

Wurster:
Das Wort Ermüdungsbruch beinhaltet keine genaue Quantifizierung der anatomischen Veränderung, die sicher von Ermüdungsbruch zu Ermüdungsbruch sehr unterschiedlich ist. Das anatomische Substrat des Ermüdungsbruches verändert sich auch, je nach dem, ob weitertrainiert wurde oder nicht, wo die Fraktur lokalisiert ist und ob sonstige Fehlhaltungen oder -stellungen

vorliegen. In den Fällen, die wir hier gesehen haben, wurde in der Regel einige Zeit über das aktue Ereignis hinaus bis zur Diagnosestellung weitergelaufen. Im Vergleich zur sonstigen Knochendiagnostik stellt sich die Frage, ob dort schon eine Art Pseudoarthrose entstanden ist, die dann erst wieder sekundär ausheilen mußte.

Lange:
Die Krankengeschichte von Eva Coqui ist wohl ein Extrembeispiel.
Nach meiner Erfahrung dauert ein Ermüdungsbruch in der Regel 8-10 Wochen. Bei unserer in Sachen Ermüdungsbrüchen routiniertesten Athletin hatte es z. T. nur 6 Wochen gedauert, die sie die verletzte Knochenpartie nicht belasten konnte.

Ich sehe aber in den letzten 2-3 Jahren die generelle Tendenz, sowohl von seiten der Ärzte wie der Trainer, daß die zu empfehlende vollständige Trainingspause kürzer geworden ist. Es wird so früh wie möglich versucht, wie überhaupt bei allen Verletzungen, wieder in eine Belastung hineinzukommen, um das ganze Organsystem nicht auf Null zu fahren und damit zusätzlich Kreislaufprobleme zu schaffen.

DT:
Frau Gerdes, ist bei Ihnen noch eine andere Therapie außer Ruhigstellung und Trainingsumstellung gemacht worden? Ist z. B. die Gabe von Kalzitonin o. ä. probiert worden?
An Herrn Wurster die Frage: Wissen Sie, ob in ähnlichen Fällen so etwas probiert worden ist?

Gerdes:
In meinem Fall ist keine Kalzitoninanwendung erfolgt.

Wurster:
Mir sind keine Untersuchungen über den Einsatz von Kalzitonin bei der Therapie des Ermüdungsbruches von Sportlerinnen bekannt. Auch haben die heutigen Vorträge aufgezeigt, daß die Kalzitoningabe (s. Beitrag Ziegler) keinen Vorteil bringen dürfte. Ähnliches gilt für die bei Sportmedizinern diskutierte Gabe von Testosteron zur rascheren Abheilung von Frakturen. Es gibt gute Untersuchungen, die zeigen, daß dies wahrscheinlich nichts bringt, außer bei vollständig darniederliegender Sexualhormonproduktion.

Ernährungsprobleme als Faktor bei der Streßfrakturgenese

Wie kommt es denn zu Ernährungsstörungen bei Leistungssportlerinnen? Welche Umstände treiben die Athletinnen in einen Kreislauf, aus dem es so schwer ist herauszukommen, egal ob von selbst oder durch fremde Hilfe? Vereinfacht wäre dies so zu skizzieren:

Die Athletin meint, sie sei zu langsam; der Trainer oder sie selbst finden bei der Analyse, sie sei zu dick. Das führt zur Gewichtsabnahme, dann zur Mangelernährung. Eßstörungen und Energiemangel schließen den Kreis.

Bei den Vorträgen und deren Diskussionen kristallisierte sich heraus, daß die Anorexie nicht das primäre Problem ist. Eine Publikation im *New English Journal of Medicine* trug 1983 die Überschrift: „Running – an analogue of anorexia nervosa?". In dieser Arbeit von Yates et al. wurden Parallelen zwischen Anorexiepatient*innen* und laufenden *Männern* gezogen, indem typische psychologische Parameter wie ungewöhnlich hohe Selbsterwartung, Toleranz körperlichen Unwohlseins, die Verneinung von möglicherweise schwerwiegenden Erschöpfungszuständen und die Tendenz zu Depressionen in beiden Gruppen verglichen wurden. Anorektische Frauen und Mitglieder ihrer Familie zeigen sich mitunter zwanghaft athletisch, während Läufer oft ein ebenso zwanghaftes Vorurteil gegen Essen und gegen zu hohes Körpergewicht aufweisen, so Yates et al. in ihrem Beitrag.

Es gibt eine Reihe von Beispielen, daß Trainer den Athletinnen gesagt haben, Ihr seid zu dick, Ihr müßt abnehmen. Wie kann man sich diesem Problem stellen, Frau Hudy?

Hudy:
Eigentlich hatte ich das Problem, daß ich zu viel gewogen habe, aber ich habe dann nicht weniger gegessen, sondern einfach mehr trainiert. So hat sich das Problem mit der Zeit von selbst gelöst, das Gewicht hat sich selbst reguliert.

Gerdes:
Bezüglich der Ernährung wurde ich vom Elternhaus dazu erzogen, mich möglichst vielseitig zu ernähren. Diesem Grundsatz bin ich auch während meiner Studienzeit treu geblieben. In meiner aktiven Laufzeit hatte ich keine Gewichtsprobleme. Trainer mögen das anders gesehen haben, doch dadurch war ich von meiner Psyche her sehr stabil.

Bezüglich der Anorexie muß ich den Trainern zum Teil den schwarzen Peter zuschieben: Sie machen es sich sehr einfach! Sie sehen die Athletin in der Arena laufen und urteilen einfach: „Du bist zu dick!". Empfehlungen, wie man möglicherweise abnehmen soll, werden nicht gegeben. Selbst schieben die Trainer mehr oder minder ausgeprägte Bierbäuche vor sich her und sind nicht in der Lage, 5 min am Stück zu laufen. Hier sollte der Trainer auch etwas mehr Vorbild sein.

Lange:
Ich glaube auch, daß die Trainer eine Mitschuld trifft. In meinem Referat habe ich aufgezeigt, daß die Trainer mittlerweile inhaltlich und sprachlich sensibler geworden sind. Statt Gewichtsreduzierung versuchen wir, diese Probleme den Athleten über Optimierung nahezubringen. Das bedeutet, wir versuchen klar zu machen, daß zum Langstreckenlaufen Kraftausdauer gehört und daß zu jeglicher Form der Kraft auch Muskelmasse nötig ist. Ob der Wegweiser, der den Weg aufzeigt, auch immer selbst diesen Weg gehen muß, um ein guter Wegweiser zu sein, sei dahingestellt. Ich kenne fachlich ausgezeichnete Trainerkollegen, die Bierbäuche haben, und ich kenne schlechte Kollegen, die keinen Bierbauch haben.

Dieses gesamte Eßverhalten, meine ich, ist sozialisationstypisch für *diese unsere* Gesellschaft. In den 2 Jahren in der Volksrepublik China, wo für mich nicht *Eß*verhalten, sondern *Ernährungs*verhalten der Athleten das Problem war, habe ich ganz andere Erfahrungen gemacht. Die Ernährungssituation in diesem „Entwicklungsland für Athletinnen", die z. T. vom Land kommen, ist recht einfach. Sie bekommen ihren Reis mit ein paar Gemüseblättern. Die weitere Ernährung ist leistungsbezogen. Wer schneller läuft, bekommt besseres Essen. Eine solche Ernährung ist nicht sportartspezifisch, aber sie unterscheidet sich von der Normalkost der Chinesen dadurch, daß sie wesentlich reichhaltiger ist. Sie ist reichhaltiger in dem Sinne, daß mehr Obst und Gemüse angeboten wird, daß auch Proteine in Form von Fleisch und viel Geflügel mit dabei sind.

Diese z. T. aus sehr einfachen Verhältnissen kommenden Athletinnen haben nicht das Problem, daß sie vor einem Essen sitzen und sich überlegen, was lasse ich weg oder wie reduziere ich jetzt mein Gewicht. Wir haben regelmäßig das subkutane Fettgewebe gemessen. Die letzten meiner Athletinnen hatten durchschnittlich wesentlich höhere Werte als ihre bundesdeutschen Kolleginnen, waren aber trotzdem 40 s schneller als der deutsche Rekord. Es scheint kein hinreichendes Qualitätsmerkmal zu sein, ein subkutanes Fettgewebe von 8 oder 9% zu haben. Man kann auch mit 13 oder 14% Vizeweltmeisterin oder Finalistin bei den Olympischen Spielen sein, wenn nur die Gesamtproportionen, der Muskelaufbau stimmen, so daß entsprechende Kraftleistungen möglich sind.

Das Risiko, und deswegen fällt die Langstrecke da ein bißchen raus, ist der *Grad* der Gewichtsreduktion. Eine ganze Zeit lang geht die Gewichtsreduktion gut. Das Gefährliche ist, daß dann zuerst als Rückinformation sportliche Erfolgserlebnisse kommen können. Dies setzt einen Kreislauf in Gang: Kommt in einer solchen Situation der dumme Spruch eines Trainers: „Du bist fett, Du hast einen dicken Hintern!", reagieren die Athletinnen sensibel und fühlen sich in ihrem Abnehmen bestärkt.

In einzelnen Fällen hat das Einnehmen der Antibabypille und die dabei öfters zu beobachtende Zunahme der weiblichen Rundungen ebenso dazu beigetragen, daß übergebührlich abgenommen wurde. Manchmal kommt der Anstoß aus dem weiteren, dem mehr privaten Umfeld. Wenn dann bei der Athletin oder ihrem Umfeld die Disposition für ein gestörtes Eßverhalten gegeben ist, bestehen große Gefahren. Es ist nicht so, daß Athletinnen allein deshalb magersüchtig geworden sind, weil der Trainer meinte, sie seien zu dick. In allen Fällen, die mir bekannt sind, war auch das Umfeld anorexiefördernd.

Kuhl:
Es ist ohne Zweifel nicht so, daß die einzige Ursache darin liegt, daß die Mädchen nur weniger essen: Es gibt bestimmte Prädispositionen, die eine wesentliche Rolle dabei spielen, ob jemand überhaupt empfänglich ist für diese Art von Reizen: Nämlich weniger essen und sich auch den Appetit wegzutrainieren.

Nochmals zurück zu den chinesischen Athletinnen: Gibt es in der Volksrepublik Sportlerinnen, die magersüchtig sind? Es wird behauptet, das Phänomen der Anorexie würde im Obstblock überhaupt nicht vorkommen?

Lange:
Ich habe in den beiden Jahren meines Aufenthaltes dort alle 20 000 Athletinnen gesehen. Bei mir haben 60 Mädchen trainiert, und von denen war keine einzige magersüchtig.

Coqui:
Vor meinem Ermüdungsbruch hatte ich auch keine Probleme mit dem Gewicht, danach wog ich zu viel. Wegen meines Östrogenmangels begann ich nach dem Ermüdungsbruch mit einer Östrogen-Gestagen-Therapie. Darunter stieg das Gewicht an. Ich bin mit meinem Trainer einig, daß ich seither zu viel Gewicht habe, ich habe ziemlich Schwierigkeiten, das herunterzubringen.

Aus den Referaten dieses Tages konnte ich erkennen, daß ich wohl einige „gute Voraussetzungen" für einen Ermüdungsbruch mitbrachte: Eine späte erste Menstruation mit 14 oder 15 Jahren, danach bis zum 18. Lebensjahr eine sekundäre Amenorrhö, jeden Tag viel Sport – nur die gute Ernährung war mir von zu Hause selbstverständlich. Ab dem 18. Lebensjahr bekam ich dann zur Auslösung der Periode monatelang Tropfen, ohne Erfolg. Mein Gynäkologe zu Hause meinte zuletzt, daß durch den Sport meine Gebärmutter so klein geworden sei, daß ich keine Kinder mehr bekommen könne. Deshalb habe ich mich an Dr. Wurster gewandt, der bei meinem extrem niedrigen Östrogenspiegel zu einer Östrogentherapie riet.

Wurster:
Gestatten Sie mir 2 Bemerkungen zu den Ausführungen von Frau Coqui:
1) „Ihre Gebärmutter ist zu klein", das kursiert bei Gynäkologen als Schreckgespenst gerne. Die Größe der Gebärmutter ist direkt abhängig von der Höhe der Östrogenkonzentration und der Zeit, in der der Östrogenspiegel auf normalem Niveau ist. Jede Gebärmutter wird kleiner, wenn man ihr die Hormone entzieht. Wenn der normale Östrogenspiegel wieder gegeben ist, z. B. durch die Pille, wird die Gebärmutter die normale Größe der Reproduktionsfunktion erreichen. Die Aussage, eine vorübergehend kleine Gebärmutter ermögliche keine Schwangerschaft, entbehrt jeder biologischen Grundlage. Die Folgen niedriger oder extrem verminderter Sexualhormone im reproduktiven Lebensabschnitt sind nicht die zu kleine Gebärmutter, sondern ein ungenügender Knochenaufbau oder dessen vorzeitiger Abbau.

2) Ist die Pille an dem Problem Essen und Gewicht wirklich schuld? Frau Coqui z. B. hat uns vorher geschildert, sie hätte seit ihrem Ermüdungsbruch wesentlich wenigger trainiert. Hat sich seither auch das Eßverhalten oder das Hungergefühl geändert, ist man nicht vielleicht frustriert und futtert zur Ablenkung die eine oder andere Tafel Schokolade mehr oder ißt man gleich viel bei weniger Training? All diese Faktoren beeinflussen das Eßverhalten, den Kalorienverbrauch und damit das Gewicht. Die Östrogene induzieren sehr wohl die für eine Frau typische Anlagerung des Fettes in der Brust und an den Oberschenkeln. Die Fettdepots sind aber auch abtrainierbar, wie uns auch Frau Hudy gerade bestätigt hat. Die Pille *allein* ist *nicht* für eine Gewichtszunahme verantwortlich zu machen.

Ein wesentlich wichtigerer Punkt als die Induktion von Gewichtsproblemen durch die Pille ist das Umfeld, das die Athletin beeinflußt. Die Athletin, die Langstreckenlauf betreibt, ist von ihrer psychischen Anlage ohnehin nicht mit der Durchschnittsfrau vergleichbar. Sie muß eine ganz bestimmte psychische Konstellation erfüllen, um bereit zu sein, 80, 100 oder gar 150 km Training pro Woche zu absolvieren. Das stete mit sich allein sein im Training, die Monotonie der langen Laufstrecke, der unermüdlichen Widerstand gegen die Qualen und die Härte des Trainings, all dies sind Eigenheiten einer Langstreckenläuferin. Sie hat daher von ihrem Typus her eine andere

Einstellung zu sich, zu ihrem Umfeld, zu dem, was sie bereit ist, für sich selber auf sich zu nehmen; insoweit sind die grundsätzlichen Voraussetzungen anders als die der Durchschnittsbevölkerung. Vielleicht ist auch deshalb die Langstreckenläuferin anorexiegefährdet. Die Ausdauerbelastung des Triathlon erfordert im Gegensatz zum „nur Laufen" wesentlich muskulösere Athletinnen, die schon deshalb mehr essen müssen.

Lange:
Über die Athletin hinaus sollte man das Gesamtumfeld sehen: In den mir bekannten Fällen aus unserem Kader wäre in fast 90% eine Familientherapie notwenig gewesen, um zu einem echten Erfolg für die Athletin zu kommen. Unter manchen dieser familiären Bedingungen „kann man nur anorektisch oder bulimisch werden". Oft ist es ein sehr starker „Vater"trainer, der den Problembereich Vater/Tochter – Trainer/Athletin in Personalunion ausfüllt. Dazu kommen dann noch familiäre Probleme zwischen den Eheleuten und/ oder einem Elternteil, die Nährboden für die Anorexie sind. Wenn der Trainer in einem solchen Falle dann so ungeschickt ist und in geradezu unqualifizierter Weise eine Gewichtsreduzierung fordert, ist der eigentliche Auslöser vorhanden. Dieses Problem sehe ich, und ich habe es in diesem Jahr ganz konkret und in großer Hilflosigkeit erlebt:

Ich bin mit einer unserer Kaderathletinnen beinahe eine Woche durch die Bundesrepublik Deutschland gereist, um für diesen Anorexienotfall einen Platz in einer Fachklinik zu finden. Es ist erschreckend, wie groß auf der einen Seite der Bedarf und wie gering auf der anderen Seite die Behandlungskapazität in unserem Wohlfahrtsstaat sind. In einer Klinik wurde das Mädchen von dem behandelnden Professor als akut suizidgefährdet beurteilt und trotzdem auf die Liste von 40 wartenden Patientinnen gesetzt. In 2 Monaten hätten wir noch einmal vorbeikommen können. Ihr Gewicht wäre aber weiter abgefallen. Einige Kliniken setzen ein Höchstgewicht voraus, d. h die Athletin muß ein Gewicht unterschreiten, um überhaupt aufgenommen werden zu können. Andere Kliniken sagen, unter einem bestimmten Gewicht nehme ich die Athletin nicht auf. Je nach Klinik sind die Aufnahmebedingungen verschieden. Insgesamt ist es sehr schwer, im akuten Notfall kurzfristig an einen Klinikplatz heranzukommen.

Die Erfolgsquote ist trotz Klinik sehr, sehr klein, weil diese Kliniken zwar der Athletin sicherlich einiges bringen, aber in allen Fällen, die ich bisher gekannt habe, kommt die Athletin aus der Klinik wieder heraus und wird in der Regel mit der alten Familiensituation wieder konfrontiert, es sei denn, sie schafft es, daraus auszubrechen und sich ein neues Umfeld aufzubauen. Für mich ist dabei völlig gleichgültig, ob sie nun wieder Leistungssport macht oder nicht. Für sie ist die Entscheidung für oder gegen Leistungssport viel gravierender. In meinem Kader hatte ich ein Mädchen, das hat bei einer Größe von 1,65 m zum Schluß 29,5 kg gewogen. Sie war fast ein Jahr in einer Klinik. Mittlerweile fällt sie ins andere Extrem: Sie nähert sich 60 kg und ist bulimisch. Sie ist nicht geheilt, denn ihre Umfeldsituation ist bei der gegebenen Disposition immer noch die gleiche. Da sind wir als Trainer eigentlich ziemlich hilflos. Hier würde ich viel mehr Hilfe von den Kollegen der Psychologie erwarten.

Kuhl:
Das ist so eine Sache mit den Erwartungen. Man könnte das natürlich auch an die Medizin weitergeben. In der Tat sind die Anorexie und die Bulimie ein Riesenproblem, das man, so muß man offen gestehen, noch nicht im Griff hat. Diese psychosomatische Krankheit ist deshalb so problematisch und so schwierig, weil keine Krankheitseinsicht vorliegt. Bei vielen anderen psychosomatischen Krankheiten besteht eine Einsicht, man will etwas tun, man will etwas verändern, weil man sich nicht wohlfühlt. Bei Magenschmerzen, Kopfschmerzen oder Atemnot besteht ein Leidensdruck, der hier nicht gegeben ist. Es fällt als Trainer, Psychologe oder Mediziner überhaupt schwer, die Athletin davon zu überzeugen, daß sie krank ist, ja ggf. lebensbedrohlich gefährdet ist, und daß sie unbedingt in eine Klinik muß. Dieses sehr komplexe Feld haben wir seitens der Medizin und auch seitens der Psychologie noch nicht so im Griff, wie wir uns das vorstellen.

Das Umfeld einer Athletin weist oft irgendwelche Überforderungssituationen in ihrer Familie auf. Sie handelt in der Regel so, da sie überfordert worden ist. Man hat sie zu früh erwachsen machen wollen, sie wurden von Vater oder Mutter als Partner angesehen, ohne daß sie diese Rolle erfüllen konnten. Manchmal standen die Mädchen auch in Konfliktsituationen zwischen den Parteien und haben sich letztendlich dieser Situation durch die Krankheit entzogen, um damit die Kontrolle über die Familie zu gewinnen.

Weiter ist der Langstreckenlauf der Frauen natürlich eine Sportart, die Personen anzieht, die Probleme mit der Anorexie haben. Hier kann man zum einen die Anorexie bis zu einem gewissen Grad kaschieren, d. h. man darf ja dünn sein, man muß ja dünn sein. Zum anderen sind anorektische Personen häufig sehr hyperaktiv, und Laufen ist eine phantastische Therapie gegen Hyperaktivität. Durch Laufen kann man einiges tun, um ruhiger zu werden. Das Laufen wird somit zur Therapie, die aber absolut gefährlich sein kann oder häufig auch sehr, sehr gefährlich ist.

Podiumsgespräch: Ursachen des Ermüdungsbruchs

Coqui:
Ich glaube, daß Sie recht haben, daß wahrscheinlich doch die dünnen Athletinnen eher gefährdet sind als die etwas dickeren, denn die dünnen Athletinnen haben sowieso schon ein gestörtes Eßverhalten und lehnen das Essen eher ab als die dickeren.

Wurster:
Dennoch sehe ich es als sehr positiv an, daß wir in den letzten 1–2 Jahren auf dieses Thema etwas aufmerksamer geworden sind, wenngleich wir mit unseren begleitenden Maßnahmen bisher noch nicht dort sind, wo wir gerne sein möchten. Kein Verband kümmert sich um eine ausgefallene Athletin, es sei denn, ein wirklich engagierter Trainer übernimmt diese Aufgabe ganz spontan. Aus medizinischer Sicht, und das ist eine traurige Tatsache und eine Selbstanklage, gibt es nur ganz wenige Möglichkeiten, Anorexiepatientinnen zu behandeln. Was nützt es, einen Psychologen in Duisburg und einen in Bochum zu haben und vielleicht noch einen interessierten Arzt in Stuttgart? Diese Konstellation hilft einer Athletin in München, Freiburg oder Hamburg nicht. Niedergelassene Kollegen, die von ihrem Fachwissen her und um der Sache willen bereit wären, psychosomatisch Kranken wie Anorektikerinnen zu helfen, sind völlig überlastet.

In einem bekannten Fall mußte eine Athletin für ein Jahr in stationäre Behandlung und der Vater sowie später die Mutter ebenfalls für einige Monate mit in die Klinik aufgenommen werden. Diese langen Therapien machen leicht begreiflich, warum Behandlungsplätze so knapp sind.

Daß wir in der Bundesrepublik Deutschland nicht alleine von dem Problem betroffen sind, belegt die vom Internationalen Leichtathletikverband in England herausgegebene Broschüre *Too thin to win*. Sie zeigt das grundsätzliche Problem und einige Krankengeschichten von jenen auf, die in diese Magersuchtproblematik, in das „Dünnsein" gekommen sind. Einigen selbst betroffenen Athletinnen habe ich die Broschüre gezeigt. Sie waren sehr ergriffen und haben sich in der einen oder anderen Anamnese selbst wiedergefunden.

Auch wir haben eine Broschüre zu diesem Thema erarbeitet. Sie wird unter dem Titel *Zu schlank für schnelle Läufe?* vom Bundesinstitut für Sportwissenschaft, Köln, herausgebracht und ist dort erhältlich. Die Beiträge aus der Sicht des Trainers, der Psychologie, Endokrinologie, Ernährungswissenschaft und Psychiatrie sind gedacht für die Athletin, die vielleicht einmal ungestört von Trainer oder Arzt mehr Informationen sammeln möchte.

Kuhl:
Solch eine Broschüre oder auch solch ein Gespräch sind natürlich besonders dann sinnvoll, wenn sich Athletinnen an der Peripherie zur Magersucht bewegen. Ich habe eine Reihe von Athletinnen kennengelernt, die sich in Phasen mit starker Gewichtsabnahme, mit Erbrechen usw. befanden, die aber noch sehr offen über ihr Problem, das sie mit sich herumschleppen, reden konnten. Irgendwann hört die Offenheit auf, die Leute fühlen sich genauso verfolgt oder beobachtet wie ein Alkoholiker, der seine Sucht auch verbergen muß. Das darüber Reden wird immer schwieriger. Dann ist es für eine solche Broschüre natürlich zu spät.

Vor kurzen erzählte mir ein sicher guter Allgemeinmediziner, wenn so was vorkomme, würde er „mal ordentlich mit dem Mädchen reden" und dann würde das schon gehen. Solch autoritäre oder väterliche Gespräche sind sicher nicht hilfreich und meist ohne Nachkontrollen.

Wenn man die Mädchen damit konfrontiert und ihnen sehr vertrauensvoll sagt, was einem aufgefallen ist, äußern sie häufig den festen Willen, das Problem selbst zu bewältigen. Das ist allerdings meistens ein Versuch der Scheinlösung. In der Regel ist der Wille zwar tatsächlich vorhanden, doch kippt er sehr schnell weg. Eine langfristige Therapie ist also in der Regel nicht mehr zu vermeiden, wenn jemand wirklich in die Magersucht abgerutscht ist.

Schlußwort

Wurster:
Ermüdungsbruch durch Osteoporose? Diese Frage konnte und sollte heute sicher nicht endgültig beantwortet werden. Hierzu wird es weiterer Arbeiten bedürfen, von uns als betreuendem Team, von den Athletinnen selbst, den Trainern, den Psychologen und den verschiedenen Medizindisziplinen.

Die Anorexie ist fraglos nicht die *alleinige* Ursache des Ermüdungsbruches, ebensowenig der Östrogenmangel, eine zu schnelle Trainingssteigerung oder andere Faktoren. Wenn es zu einem Ermüdungsbruch gekommen ist, müssen eine ganze Reihe von Dingen mehr beachtet werden als nur die orthopädischen Diagnose und Therapie.

Wir hoffen, hier einen kleinen Beitrag dazu geleistet und ein wahrlich interdisziplinäres Thema in Sportmedizin und Sportpraxis aufgegriffen zu haben.

MIX
Papier aus verantwortungsvollen Quellen
Paper from responsible sources
FSC® C105338

If you have any concerns about our products,
you can contact us on
ProductSafety@springernature.com

In case Publisher is established outside the EU,
the EU authorized representative is:
**Springer Nature Customer Service Center GmbH
Europaplatz 3, 69115 Heidelberg, Germany**

Printed by Libri Plureos GmbH
in Hamburg, Germany